实用临床内科及护理

刘 巍 常娇娇 盛 妍 著

汕头大学出版社

图书在版编目（CIP）数据

实用临床内科及护理 / 刘巍, 常娇娇, 盛妍著. --
汕头：汕头大学出版社, 2019.7
ISBN 978-7-5658-3971-9

Ⅰ.①实… Ⅱ.①刘… ②常… ③盛… Ⅲ.①内科学
—护理学 Ⅳ.①R473.5

中国版本图书馆CIP数据核字(2019)第104202号

实用临床内科及护理
SHIYONG LINCHUANG NEIKE JI HULI

著　　者：刘　巍　常娇娇　盛　妍
责任编辑：汪小珍
责任技编：黄东生
封面设计：李　明
出版发行：汕头大学出版社
　　　　　广东省汕头市大学路 243 号汕头大学校园内 邮政编码：515063
电　　话：0754-82904613
印　　刷：朗翔印刷（天津）有限公司
开　　本：710mm×1000mm　1/16
印　　张：9.25
字　　数：186 千字
版　　次：2019 年 7 月第 1 版
印　　次：2019 年 9 月第 1 次印刷
定　　价：60.00 元
ISBN　978-7-5658-3971-9

前 言

PREFACE

内科学是一门理论密切联系实际的重要学科，是研究内科疾病起因，发生、发展规律，诊断和防治方法的学科。近年来，内科学领域各专业不仅在理论上，而且在临床诊断治疗各方面都取得了迅猛的发展。本书正是在这样的背景下由多位具有丰富内科临床经验与教学经验的医师共同倾力编写而成的。

全书共四章，主要介绍了神经内科临床基本护理、神经系统疾病专科的护理、神经内科患者的护理、护理心理学概述。在诊断治疗上，本书从西医的角度进行科学论述；在护理上，着重介绍与医疗密切相关的护理要点，从而提高对常见的内科疾病的诊疗及护理的综合质量和社区医师对常见内科疾病诊治水平。此书既可作为基层医务人员、社区广大医护人员临床指导用书，亦可供医学院校学生学习参考。

本书在构思和编写过程中，参阅了众多医学著作和文献，力求在继承的基础上创新和发展。但由于篇幅有限，时间紧迫，难免在编写过程中出现疏漏，甚至错误之处，诚恳期望广大同仁和读者批评指正，以便修订时改进。

作 者

2018年12月

目 录

CONTENTS

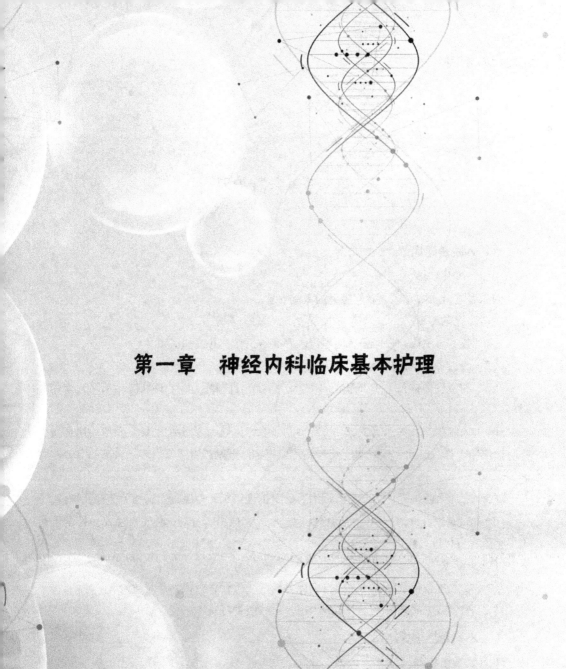

第一章　神经内科临床基本护理

第一节　入院护理

一、入院护理规范

（一）工作目标

向患者进行入院介绍，做好患者的入院安置。

（二）规范要点

（1）备好床单位，根据患者的病情做好准备工作，并通知医师。

（2）向患者进行自我介绍，妥善安置患者。

（3）测量生命体征，了解患者的主诉、症状、自理能力、心理状况，填写入院相关资料。

（4）入院告知：向患者或家属介绍主管医师、护士、病房护士长，介绍病房环境、呼叫铃使用、作息时间、探视制度及有关管理规定。鼓励患者或家属表达自己的需要与顾虑。

（5）完成入院护理评估，与医师沟通确定护理级别，遵医嘱实施相关治疗及护理。

（6）完成患者清洁护理，协助更换病号服，完成患者身高、体重、生命体征的测量（危重患者直接进入病房）。

（三）标准

（1）物品准备符合患者的需要，确保急、危、重症患者得到及时救治。

（2）患者或家属知晓护士告知的事项，对入院护理服务满意。

二、入院护理操作流程

（一）操作准备

（1）按规定着装。

（2）用物准备齐全。

（3）备好床单位。

（二）评估

（1）了解患者入院原因。

（2）将患者妥善安置至病房，协助更换病号服。

（3）评估患者一般状况，包括意识状态、皮肤、饮食、睡眠及大、小便情况。

（4）了解患者既往史及过敏史。

（5）测量生命体征并记录。

（三）入院介绍

（1）病房环境。

（2）作息时间。

（3）探视制度。

（4）向患者介绍主管医师、护士、病房护士长。

（四）通知医生接诊

（五）整理记录

（1）遵医嘱进行治疗及护理。

（2）填写患者入院相关资料。

三、流程说明

（1）用物准备：床单位、血压计、听诊器、体温表、病号服等。

（2）入院介绍工作视患者病情而定。

（3）如患者神志清楚，病情较轻，可先进行入院介绍及评估，再通知医生接诊，根据医嘱进行治疗及护理。

（4）如患者病情较重，则应先将患者妥善安置至病床，并通知医生接诊，遵医嘱进行治疗，入院介绍可稍后进行。

第二节　整理床单位

一、整理床单位规范

（一）工作目标

保持床单位清洁，增进患者舒适。

（二）规范要点

（1）遵循标准预防、节力、安全的原则。.

（2）告知患者，做好准备。根据患者的病情、年龄、体重、意识、活动和合作能力，有无引流管、伤口，有无大、小便失禁等，采用与病情相符合的整理床单位的办法。

（3）按需要及环境准备用物，保护患者隐私。

（4）护士协助活动不便的患者翻身或下床，采用湿扫法清洁并整理床单位。

（5）操作过程中，注意避免引流管或导管牵拉，密切观察患者病情，发现异常及时处理。与患者沟通，了解其感受及需求，保证患者安全。

（6）操作后对躁动、易发生坠床的患者拉好床挡或采取其他安全措施，帮助患者采取舒适体位。

（7）按操作规程更换污染的床单位。

（三）标准

（1）患者或家属能够知晓护士告知的事项，对服务满意。

（2）床单位整洁，患者取舒适卧位，符合病情要求。

（3）操作过程规范、准确，患者安全。

二、整理床单位操作流程

（一）操作准备

（1）仪表端庄、服装整洁。

（2）洗手、戴口罩。

（3）备齐用物，大单、被套、棉被、棉褥叠法正确，顺序放置妥当。

（二）解释评估

（1）检查床是否符合安全、舒适要求。

（2）检查被褥是否符合安全、舒适、季节要求。

（3）确认病室内无其他患者治疗、进餐等。

（三）整理床铺

（1）备好物品的治疗车推至床旁，移开床头桌距床20cm，移床头椅至床尾距床15cm。

（2）翻床垫与床头对齐，铺棉褥。

（3）铺大单，先展床头、后展床尾，中缝对齐。床角铺直角或斜角，拉紧边缘。同法铺对侧。

（4）被套正面向外，平铺床上，开口朝床尾，开口打开1/3，将"S"形棉胎放入被套，两边打开和被套平齐，边缘内折成被筒与床沿平齐。

（5）枕套反面向外，抓住枕芯两角，翻转枕套，置于床头，四角充实，压在被上，开口背门。

（四）整理解释

（1）移回床头桌、椅，检查病床单位，保持清洁。

（2）向患者做好解释。

三、流程说明

（1）仪表端庄、服装整洁、洗手、戴口罩。

（2）用物准备齐全。

（3）大单中缝对齐，四角平整、扎紧。

（4）被头充实，被面平整、两边内折对称，与床边平齐。

（5）枕头平整充实，开口背门。

（6）操作流畅，符合人体力学原理。

（7）病床符合实用、耐用、舒适、安全的原则。

（8）病室及患者床单位环境整洁、美观，患者舒适。

第三节　面部清洁

一、面部清洁规范

（一）工作目标

（1）去除面部皮肤污垢，保持皮肤清洁，使患者舒适。

（2）观察和了解患者的一般情况，满足其身心需要。

（二）规范要点

（1）遵循节力、安全的原则。

（2）告知患者，做好准备。根据患者的病情、意识、生活自理能力及个人卫生习惯，选择实施面部清洁的时间。

（3）按需要准备用物。

（4）护士协助患者取得舒适体位，嘱患者若有不适告知护士。

（5）操作过程中，与患者沟通，了解其需求，密切观察患者病情，发现异常及时处理。

（6）尊重患者的个人习惯，必要时涂润肤乳。

（7）保持床单位清洁、干燥。

（三）标准

（1）患者或家属能够知晓护士告知的事项，对服务满意。

（2）患者面部清洁，感觉舒适。

（3）患者出现异常情况时，护士应及时处理。

二、面部清洁技术操作流程

（一）操作准备

（1）按规定着装，洗手、戴口罩。

（2）用物准备齐全。

（二）解释评估

（1）备齐用物至患者床旁，向患者及家属解释。

（2）关门窗，调节室温。

（3）评估面部状况。

（4）盆内倒入热水至2/3满，测试水温，保证水温在40～45℃。

（三）洗脸

（1）对卧床患者铺治疗巾于枕头上。

（2）将微湿的小毛巾包于右手上，左手扶托患者头顶部，先擦眼，由内眦向外眦擦拭，后擦洗一侧额部、颊部、鼻翼、人中、耳后、下颌，直至颈部。同法擦拭另一侧。

（四）整理观察

（1）撤下治疗巾。

（2）协助患者采取舒适卧位，整理床单位，清理用物向患者交代注意事项，评估患者一般情况及护理后的效果。

三、流程说明

（1）用物准备：毛巾1条（可由患者自备）、脸盆（可由患者自备）、一次性治疗巾、温度计、水壶、护肤油（酌情）。

（2）注意保暖，防止患者冻伤。

（3）注意洗净耳后、耳郭等处。

第四节　口腔护理

一、口腔护理技术规范

（一）工作目标

（1）去除口腔异味和残留物质，保持患者舒适。

（2）预防和治疗口腔感染。

（二）规范要点

（1）遵循查对制度，符合标准预防、安全原则。

（2）告知患者，做好准备。评估患者的口腔情况，包括有无手术、插管、溃疡、感染、出血等，评估患者的生活自理能力。

（3）指导患者正确的漱口方法。化疗、放疗、使用免疫抑制药的患者可以用漱口液清洁口腔。

（4）护士协助禁食患者清洁口腔，鼓励并协助有自理能力的患者自行刷牙。

（5）协助患者取舒适体位，若有不适马上告知医生。

（6）如患者有活动义齿，应先取下再进行操作。

（7）根据口腔pH值，遵医嘱选择合适的口腔护理溶液，操作中应当注意棉球干湿度。昏迷患者禁止漱口；对昏迷、不合作、牙关紧闭的患者，使用开口器、舌钳、压舌板。开口器从臼齿处放入。

（8）操作中避免清洁、污染物的交叉混淆；操作前、后必须清点核对棉球数量。

（三）标准

（1）患者或家属能够知晓护士告知的事项，对服务满意。

（2）患者口腔卫生得到改善，黏膜、牙齿无损伤。

（3）患者出现异常情况时，护士及时处理。

二、口腔护理操作流程

（一）操作准备

（1）按规定着装，洗手、戴口罩。

（2）用物准备齐全。

（3）了解病情及操作注意事项。

（二）解释评估

（1）查对，呼唤患者的床号、姓名，向患者解释。

（2）协助患者取合适体位。半卧位或侧卧位，头偏向操作者一侧。

（三）检查

（1）铺治疗巾于颌下，置弯盘于嘴角旁，协助患者用吸管吸水漱口。

（2）嘱患者张口，左手持压舌板，分开面颊部，右手持手电筒，观察口腔。

（四）擦洗

（1）拧干棉球，嘱患者咬合上、下齿，用压舌板轻轻撑开左侧颊部。

（2）用弯止血钳夹取棉球，由上向下，由内向外擦洗左侧面，同法擦洗右侧面。

（3）嘱患者张口，擦洗左上内侧面—左上咬合面—左下内侧面—左下咬合面—左侧颊部。同法擦洗右侧。

（4）擦洗舌面及腭部。

（五）整理

（1）协助患者恢复合适体位，整理床单位。

（2）查对记录，按要求消毒物品。

三、流程说明

（1）目的：口腔护理可以清除口腔异味，促进患者食欲；清除微生物以及其他污垢，防止细菌繁殖；促进口腔血液循环，观察口腔黏膜和舌苔变化，提供病情的动态信息。

（2）用物准备：治疗盘内备治疗碗（内盛含有漱口溶液的棉球）、弯止血钳、镊子、压舌板、弯盘、吸水管、液状石蜡、治疗巾、杯子、手电筒，必要时备开口器。

（3）注意事项：棉球温度适宜，擦洗时弯钳尖端向外，用棉球包裹，避免直接碰及患者的牙齿或黏膜。擦洗舌面及硬腭时勿触及咽部，以免引起患者恶心。动作轻柔，避免损伤口腔黏膜及牙龈。有活动义齿者，帮其取下，用冷水刷洗，禁用热水，以免变形、变色和老化，操作完毕后再给患者戴上。对发热、口唇干燥的患者于口腔护理后涂液状石蜡或唇膏。对于长期应用抗生素、激素者，应注意观察黏膜有无真菌感染。操作前，清点棉球数目，每次只能夹持1个棉球，以防遗留口腔内。传染病患者的用物须按消毒隔离原则处理。

第五节　气管插管患者的口腔护理

一、气管插管患者的口腔护理技术规范

（一）工作目标

（1）遵医嘱准确为患者做好口腔护理。去除口腔异味和残留物质，保持患者舒适，预防和治疗口腔感染。

（2）操作规范、到位，确保安全，防止插管脱出。

（二）规范要点

（1）遵循查对制度，符合标准预防、安全原则。

（2）对清醒患者，告知患者做好准备。昏迷患者头侧向一边。

（3）气管插管患者做口腔护理前，应先吸净气管插管内分泌物，再吸口、鼻腔内分

泌物。

（4）口腔护理应有2人配合进行，一人固定气管插管，一人做口腔护理，每天更换固定寸带和胶布。

（5）口腔护理前、后观察并记录插管外露长度。

（6）口腔护理完毕，擦净面部胶布痕迹，胶布交叉固定气管插管。

（7）清醒患者，应做好解释工作，让其做好准备。

（8）根据口腔pH，遵医嘱选择合适的口腔护理溶液，操作中应当注意棉球的干湿度。

（9）操作中避免清洁、污染物的交叉混淆；操作前、后必须清点核对棉球数量。

（三）标准

（1）患者或家属能够知晓护士告知的事项，对服务满意。

（2）患者口腔卫生得到改善，黏膜、牙齿无损伤。

（3）气管插管无移位、脱出。

（4）患者出现异常情况时，护士及时处理。

二、气管插管患者的口腔护理操作流程

（一）操作准备

（1）按规定着装，洗手、戴口罩。

（2）用物准备齐全。

（3）打开口腔护理包，湿润棉球并清点数量（二人查对）。

（二）携用物至床旁

（1）清醒患者，查对床号、姓名，向患者做好解释工作。

（2）彻底吸痰。

（3）记录气管插管距门齿刻度。

（4）气囊充气。

（5）一名护士固定好气管插管及牙垫，另一名护士去掉固定气管插管的胶布。

（6）湿润口唇、口角，持手电筒及压舌板检查口腔，观察有无出血、溃疡、感染等。

（三）清洗口腔

（1）将牙垫移至患者的另一侧磨牙，并将气管插管轻轻偏向牙垫。

（2）另一名护士做该侧的口腔护理。

（3）擦洗口腔，顺序为：一内、二外、三咬合、四腭、五舌、六双颊。

（4）同法将牙垫及气管插管移至患者的另一侧磨牙，再进行另一侧的口腔护理。

（5）口唇干燥时，涂以液状石蜡，口腔黏膜有溃疡时可涂甲紫或遵医嘱用药。

（6）擦净面部胶布痕迹，清点棉球数，胶布交叉固定气管插管。

（四）整理记录

（1）协助患者取舒适卧位，整理床单位，记录插管外露长度。

（2）洗手。

（3）口腔有异常时，需及时记录。

三、流程说明

口腔护理可清除口腔异味，防止细菌滋生；可促进口腔血液循环，观察口腔黏膜和舌苔的变化，提供病情的动态变化。

（1）用物准备：口腔护理包（内置棉球、镊子两把、弯盘、换药碗）、手电筒、压舌板、液状石蜡、甲紫。

（2）棉球湿度适宜，防止昏迷患者误吸，用棉球将血管钳前端包裹，避免损伤患者的口腔黏膜。

（3）口腔护理前，气囊内一定充满气体，以防口水顺着气管流入下呼吸道造成窒息及肺部感染。

（4）至少由两名护士同时完成，注意在操作过程中一定要固定好气管插管。如患者出现恶心，嘱患者轻咬牙垫同时做深呼吸。

（5）固定插管前，检查气管插管距门齿刻度是否正确。

（6）如患者不能很好地配合，不宜用此方法进行口腔护理，以防脱管发生危险。

第六节　床上头发护理

一、床上头发护理操作规范

（一）工作目标

保持患者头发清洁、整齐，感觉舒适。

（二）规范要点

（1）遵循预防、节力、安全原则。

（2）告知患者，做好准备。根据患者的病情、意识、生活自理能力及个人卫生习惯、头发清洁度，选择合适时间进行床上洗头。

（3）准备用物，房间温度适宜，选择合适的体位。

（4）操作过程中，用指腹部揉搓头皮和头发，力量适中，避免抓伤头皮。观察患者的反应并沟通，了解患者的需求。

（5）注意保护伤口和各种管路。

（6）清洗后，及时擦干或吹干头发，防止患者受凉。

（7）保持床单位清洁、干燥。

（三）标准

（1）患者或家属能够知晓护士告知的事项，对服务满意。

（2）护理过程安全，患者出现异常情况时，护士处理及时。

二、床上头发护理操作流程

（一）操作准备

（1）按规定着装，洗手、戴口罩。

（2）用物准备齐全。

（3）环境准备。

（二）解释评估

（1）解释洗头的目的，取得患者的合作。

（2）评估患者头发及周围皮肤，评估患者的自理能力。

（三）安置体位

（1）协助患者仰卧于床沿近侧，松开衣领向内反折，将毛巾围于脖颈。

（2）铺橡胶单及浴巾于枕上，并移至患者肩膀下。

（3）将洗头车置于患者后颈部，用棉球塞紧双耳，用眼罩遮盖双眼。

（4）头部在槽口，槽口下部接污水。

（四）洗净头发

（1）调试水温，湿润头发（水温40～45℃为宜）。

（2）将稀释后的洗发剂倒在手心上，两手合起来揉搓至有泡沫，均匀涂在患者头发上，用手指腹揉搓头发和头皮。

（3）热水冲洗头发。

（五）擦干头发

（1）解下颈部毛巾，包住头发并擦干。

（2）撤去洗头车、眼罩和耳内棉球，用毛巾擦洗患者脸部。

（3）撤去枕上的橡胶单和浴巾，用浴巾擦干患者头发，并用吹风机吹干。

（4）梳理成患者习惯的发式。

（六）整理用物

（1）协助患者恢复舒适体位。

（2）将梳理脱落的头发放于纸袋中。

（3）还原床旁桌椅、清理用物。

（4）整理床单位。

三、流程说明

患者的病情较重，日常生活受限、自理能力下降时，护士应协助患者进行头发护理。

（一）头发护理的目的

（1）去除头皮屑、污垢及脱落的头发，使患者的头皮、头发清洁，预防头虱及头皮感染。

（2）按摩头皮，刺激头部血液循环，促进患者头发的生长和代谢。

（3）使患者感到清洁、舒适和美观。促进身心健康，维护患者自尊和自信，建立良好的护患关系。

（二）用物准备

毛巾（可由患者自备）、橡胶单、浴巾、洗头车、眼罩、棉球、洗发剂、梳子（可由患者自备）、纸袋。

（三）注意事项

（1）患者取斜角仰卧位，便于操作者随时观察病情变化。

（2）注意室温和水温，避免水温过高烫伤患者，及时擦干头发，防止患者受凉。

（3）防止水流入患者眼及耳内，保护衣领和床单不被水沾湿。

（4）揉搓力量适中，不可用指甲抓洗，以防抓伤患者的头皮。

（5）衰弱及颅内出血的患者不宜洗头。

第七节　床上梳头

一、床上梳头操作规范

（一）工作目标

（1）保持头发整齐清洁，增进美观，促进舒适及维护自尊。

（2）去除头皮屑和污物，防止头发损伤，减少头发异味，减少感染的机会。

（3）刺激局部的血液循环，促进头发的代谢和健康。

（二）规范要点

（1）遵循节力、安全原则。

（2）告知患者，做好准备。根据患者的病情、意识、生活自理能力及个人卫生习惯，选择梳头的时间。

（3）按需要准备用物。

（4）协助患者取舒适体位，嘱患者若有不适告知护士。

（5）操作过程中，与患者做好沟通，了解其需求，密切观察患者病情，发现异常及时处理。

（6）尊重患者的个人习惯。

（7）保持床单位清洁、干燥。

（三）标准

（1）患者或家属能够知晓护士告知的事项，对服务满意。

（2）头发整洁，感觉舒适。

（3）患者出现异常情况时，护士处理及时。

二、床上梳头操作流程

（一）操作准备

（1）按规定着装，洗手、戴口罩。

（2）用物准备齐全至患者床旁。

（二）选择体位

（1）对卧床患者铺巾于枕头上，协助患者将头转向一侧。

（2）对可坐起的患者，协助患者坐起，铺巾于肩上。

（三）梳头

（1）将头发从中间梳向两边，左手握住一缕头发，由发根逐渐梳到发梢。

（2）长发或遇有打结，可将头发绕在示指上，慢慢梳理，如头发已纠集成团，可用30%乙醇湿润后再小心梳顺；同法梳理另一侧。

（3）根据患者需要编辫或扎成束。

（四）整理解释观察

（1）将脱落头发置于纸袋中，撤下铺巾。

（2）协助患者采取舒适卧位，整理床单位。

（五）清理记录并洗手

三、流程说明

（1）用物准备：梳子（可由患者自备）、发夹（可由患者自备）、一次性治疗巾、纸袋、30%乙醇适量。

（2）梳头过程中避免强行梳拉患者头发，以免造成患者疼痛。

第八节　会阴擦洗

一、会阴擦洗规范

（一）工作目标

（1）使患者会阴部清洁、舒适，预防或减少感染的发生。

（2）为行导尿术、中段尿留取样及会阴部手术做准备。

（二）规范要点

（1）遵循标准预防、消毒隔离、安全的原则。

（2）告知患者，做好准备。评估患者会阴部有无伤口、有无失禁和留置尿管等，确定会阴擦洗的方法等。

（3）按需要准备用物及环境，保护患者隐私。

（4）会阴擦洗时，注意水温适宜。冬季寒冷时，注意为患者保暖。

（三）标准

（1）患者或家属能够知晓护士告知的事项，对服务满意。

（2）患者会阴清洁。

（3）患者出现异常情况，护士及时处理。

二、会阴擦洗操作流程

（一）操作准备

（1）按规定着装，洗手、戴口罩。

（2）检查会阴冲洗包有效期，铺会阴冲洗盘。

（3）冲洗壶内备好热水（38～40℃），至患者床旁。

（二）解释评估

（1）查对床头号、姓名。

（2）解释操作目的，取得合作。

（3）关门窗，调节室温，以屏风遮挡患者，注意保护患者隐私。

（三）摆体位

（1）患者仰卧，脱左侧裤腿盖于右腿上，加盖浴巾。

（2）以棉被盖左腿及胸腹部，双腿屈膝外展，暴露会阴。

（3）臀下置垫巾和便器。将弯盘放两膝之间备用。

（四）擦拭方法

（1）左手提冲洗壶，倒少许水于阴阜，询问水温是否合适。

（2）右手持卵圆钳夹棉球，分开小阴唇，冲洗尿道口并轻轻擦拭至肛门。

（3）依次冲洗并擦拭左右小阴唇、大阴唇，由上至下、由内至外，每擦洗一个部位更换一个棉球，次数以清洁为标准。将用过的棉球放入弯盘。

（4）夹取纱布擦净会阴部水迹。

（五）整理记录

（1）撤弯盘，取出便器、垫巾，取下浴巾。

（2）整理衣裤及床单位，撤屏风，开窗通风，嘱患者休息。

（3）洗手，查对床头牌，记录执行时间。

三、流程说明

（1）用物准备：托盘、会阴冲洗包（内有治疗碗、弯盘、卵圆钳、纱布各1个，棉球6~8个）、冲洗壶、温水（38~40℃）、浴巾、水温计、垫巾、便器。

（2）对于有泌尿生殖系统感染、大小便失禁、会阴部分泌物过多或尿液浓度过高导致皮肤刺激或破损、有留置导尿管、产后护理以及各种类型的会阴部手术后的患者，护士应对其进行会阴部的清洁；擦洗会阴部时，首先应清洁尿道口周围，最后擦洗肛门。每擦拭一次，应更换棉球。

（3）卧位时，有些患者不习惯躺卧姿势排便，在病情允许时可适当抬高床头。

（4）便盆应清洁、无破损，用便盆巾覆盖金属便盆，使用前需倒入少量热水加温，避免太凉而引起患者不适。不能使用便盆的患者可将棉球用水浸湿进行擦洗。

（5）会阴擦洗时注意观察患者的反应，会阴部如有伤口，应备碘伏消毒。

（6）用于传染患者的物品，应先消毒，后清洗。

第九节　足部清洁

一、足部清洁规范

（一）工作目标

（1）保持患者足部清洁，增加舒适。

（2）去除足部污物，防止足部皮肤损伤，减少异味和感染的机会。

（3）刺激局部的血液循环，促进足部皮肤的代谢和健康。

（二）规范要点

（1）遵循节力、安全的原则。

（2）告知患者，做好准备。评估患者的病情、足部皮肤情况。根据评估结果选择适宜的清洁方法。

（3）按需要准备用物及环境，水温适宜。

（4）协助患者取舒适体位，若有不适，护士应及时处理。

（5）操作过程中与患者沟通，了解其感受及需求，密切观察患者的病情，发现异常及时处理。

（6）尊重患者的个人习惯，必要时涂润肤乳。

（7）保持床单位清洁、干燥。

（三）标准

（1）患者或家属能够知晓护士告知的事项，对服务满意。

（2）患者足部清洁。

（3）患者出现异常情况时，护士应及时处理。

二、足部清洁操作流程

（一）操作准备

（1）按规定着装，洗手、戴口罩。

（2）用物准备齐全。

（二）解释评估

（1）备齐用物至患者床旁，向患者解释操作目的，取得合作。

（2）评估患者足部状况。

（3）关闭门窗，调节室温至适宜温度。

（4）盆内倒入热水至2/3，测试水温，保证温度在40～45℃。

（三）选择体位

（1）对卧床患者铺橡皮单及垫巾于足下，双腿叉开支起，将一只足放于盆内。

（2）坐位患者，将双足泡于盆中。

（四）清洗足部

（1）浸泡同时轻轻按摩足部，注意各足趾间及踝部的清洗。同法洗另一侧。

（2）用干毛巾擦拭，特别注意足趾间的清洁。

（3）用润肤乳擦拭皮肤，防止过度干裂。用指甲刀修剪趾甲，磨光边缘。

（4）协助患者穿袜。袜子应清洁、棉质、吸汗、宽松合宜。

（五）整理记录

（1）撤下橡皮单及垫巾。

（2）协助患者采取舒适卧位，整理床单位，清理用物向患者交代注意事项，评估患者一般情况及护理后的效果。

（3）洗手。

三、流程说明

（1）用物准备：毛巾（可由患者自备）、洗脚盆（可由患者自备）、橡皮单及垫巾（适用于卧床患者）、润肤乳可由患者（自备）、水温计、剪甲刀。

（2）患者外出时不可穿拖鞋，以免受伤。

（3）每日换洗袜子，汗湿时应当及时更换。

（4）坐时双腿勿交叉，袜子口不宜过紧，以免压迫血管，阻碍血液循环。

（5）足冷时可穿毛袜，切忌使用热水袋或暖炉，以免烫伤。

（6）若有足部疾患尽快处理，以免引起细菌感染、溃烂。

第十节　指（趾）甲的护理

一、指（趾）甲的护理规范

（一）工作目标

保持生活不能自理患者的指（趾）甲清洁、长度适宜。

（二）规范要点

（1）遵循标准预防、节力、安全的原则。

（2）告知患者，做好准备。评估患者的病情、意识、生活自理能力及个人卫生习惯，指（趾）甲的长度。

（3）选择合适的指甲刀。

（4）指（趾）甲护理包括清洁、修剪、锉平指（趾）甲。

（5）修剪过程中，与患者沟通，避免损伤甲床及周围皮肤，对于特殊患者（如糖尿病患者或有循环障碍的患者）要特别小心；对于指（趾）甲过硬的患者，可先在温水中浸泡10～15min，软化后再进行修剪。

（6）操作后保持床单位整洁。

（三）标准

（1）患者或家属能够知晓护士告知的事项，对服务满意。

（2）患者指（趾）甲清洁。

（3）患者出现异常情况时，护士及时处理。

二、指（趾）甲清洁操作流程

（一）操作准备

（1）按规定着装，洗手、戴口罩。

（2）用物准备齐全。

（3）按要求备温水。

（二）评估准备

（1）备齐用物至患者床旁，向患者解释操作目的，取得合作。

（2）评估患者指（趾）甲的颜色、性状、长短及卫生情况。

（3）水温保持在40～45℃。

（4）为患者清洁、浸泡手（足）指（趾）甲。

（5）了解患者有无感觉异常。

（三）修剪指甲

（1）动作轻柔，勿伤及患者的皮肤。

（2）指甲剪保持锐利。

（3）剪完后打磨指甲，保持指甲光滑。

（四）整理观察

（1）整理患者床单位。

（2）观察患者主观反应，向患者交代注意事项。

三、流程说明

（1）用物准备：水盆（可由患者自备）、水温计、指甲剪。

（2）水温维持在40～45℃为宜。

（3）操作中动作轻柔，询问患者的感觉，勿伤及患者的皮肤。

（4）发现患者的手（足）指（趾）甲异常立即报告医生。

（5）患者取合适体位，如患者不适，可暂停操作。

第十一节　协助患者进食（水）

一、协助患者进食（水）操作规范

（一）工作目标

协助不能自理或部分自理患者进食（水），保证进食（水）的安全。

（二）规范要点

（1）遵循安全的原则。

（2）告知患者，做好准备。评估患者的病情、饮食种类、液体出入量、自行进食能力，有无偏瘫、吞咽困难、低视力等。

（3）评估患者有无餐前、餐中用药，保证治疗效果。

（4）协助患者进食过程中，护士应注意食物温度、软硬度及患者的咀嚼能力，观察有无吞咽困难、呛咳、恶心、呕吐等。

（5）操作过程中与患者沟通，给予饮食指导，如有治疗饮食、特殊饮食，按医嘱给予指导。

（6）进餐完毕，清洁并检查口腔，及时清理用物及整理床单位，保持适当体位。

（7）需要记录出入液量的患者，准确记录患者的进食（水）时间、种类、食物含水量等。

（8）患者进食（水）延迟时，护士进行交接班。

（三）标准

（1）患者或家属能够知晓护士告知的事项，对服务满意。

（2）患者出现异常情况时，护士及时处理。

二、操作流程

（一）操作准备

（1）按规定着装，洗手、戴口罩。

（2）用物准备齐全。

（3）按医嘱准备饮食。

（二）解释查对

（1）查对床号、姓名。

（2）解释并告知患者，了解患者需求取得患者合作。

（3）开窗通风，环境清洁、整齐，气氛轻松愉快。

（三）评估患者

（1）评估患者的病情、饮食种类。饮食要个性化、温度适宜，易于吞咽、咀嚼。

（2）液体出入量。

（3）评估进食能力，有无偏瘫、吞咽困难、低视力等。

（四）摆放体位

（1）协助患者半坐位。

（2）卧床患者可抬高床头30°。

（3）平卧患者可协助患者侧卧。

（五）协助或帮助患者进食

（1）食量、速度适宜。

（2）汤勺尽量送到舌根部，喂汤时从唇边送入。

（3）注意力集中，进食时不和患者交谈。

（4）密切观察病情变化。

（5）进食后协助患者漱口，清洁口腔。

（六）整理记录

（1）整理餐具和床单位，病情许可者进食后保持坐位30min。

（2）准确记录出入液量，对进食情况进行交接班。

三、流程说明

（1）用物准备：汤勺（可由患者自备）、餐盒（可由患者自备）、水杯（可由患者自备）、纸巾等。

（2）偏瘫患者进食时可坐直（坐不稳时可使用靠背架）或头稍前倾45°左右，这样在进食时使食物由健侧咽部进入食管或可将头部轻转向瘫痪侧90°，使健侧咽部扩大便于食物进入。

（3）一般食团摄入每次以1汤勺大小为宜，放入食团后可将匙勺刺激患者咽部。每次摄入小食团后，嘱患者反复吞咽数次，以使食物全部通过咽部。

（4）协助患者进食过程中，可适当给患者喝一口白开水，一般不用吸管，以免液体误入气管。

（5）卧床患者进食后不要立即进行翻身拍背、口咽检查、吸痰等刺激恶心、呕吐等操作，以防因食物反流而造成误吸。

第十二节　协助患者翻身及有效咳痰

一、协助患者翻身及有效咳痰操作规范

（一）工作目标

（1）协助不能自行移动的患者更换卧位，减轻局部组织的压力，预防并发症。

（2）对不能有效咳痰的患者进行拍背，促进痰液排出，保持呼吸道通畅。

（二）规范要点

（1）遵循节力、安全的原则。

（2）告知患者，做好准备。翻身前要评估患者的年龄、体重、病情、肢体活动能力、心功能状况，有无手术、引流管、骨折和牵引等。有活动性内出血、咯血、气胸、肋骨骨折、肺水肿、低血压等，禁止背部叩击。

（3）根据评估结果决定患者翻身的频次、体位、方式，选择合适的皮肤减压用具。

（4）固定床脚刹车，妥善处置各种管路。

（5）翻身过程中注意患者的安全，避免拖拉患者，保护局部皮肤，正确使用床挡。烦躁的患者选用约束带。

（6）翻身时，根据病情需要，给予患者拍背，促进排痰。叩背原则：从下至上、从外至内，背部从第10肋间隙、胸部从第6肋间隙开始向上叩击至肩部，注意避开乳房及心前区，力度适宜。

（7）护理过程中，密切观察病情变化，有异常及时通知医师并处理。

（8）翻身后患者体位应符合病情需要。适当使用皮肤减压用具。

（三）标准

（1）患者或家属能够知晓护士告知的事项，对服务满意。

（2）患者出现异常情况时，护士及时处理。

二、协助患者翻身及有效咳痰操作流程

（一）操作准备

（1）按规定着装，洗手、戴口罩。

（2）用物准备齐全。

（二）解释评估

（1）解释并告知患者，了解需求取得合作。

（2）评估患者的病情，听诊肺部呼吸音，确定痰液明显区域。

（三）协助侧卧

（1）关闭门窗。

（2）移动枕头至操作者一侧。

（3）患者双上肢交叉放于胸前。

（4）将患者翻至侧卧位。

（四）协助患者咳痰

（1）协助患者半坐位。

（2）卧床患者可抬高床头30°。

（3）平卧患者可协助患者侧卧。

（五）协助或帮助进食

（1）叩击背部肺区。

（2）叩击腋前线至腋后线之间的肺区。

（3）听诊评估咳痰效果。

（六）整理记录

（1）整理床单位。

（2）告知患者下次翻身的时间，准确记录，特殊情况进行交接班。

三、流程说明

（1）用物准备：听诊器。

（2）翻身时靠近操作者一侧的患者下肢要移至对侧肢体上，操作者一手放在患者肩上，另一手放在患者臀下，将患者翻至侧卧位。

（3）叩背原则：叩击的手法应该是将手指合拢成空拳状，依靠手腕的力量，均匀有节奏地叩击。叩击力度要适宜，不应使患者产生疼痛。叩击应避开椎骨、肩胛骨及脏器部分（如腰部的肾）。

（4）除叩背排痰外，还可进行摇振排痰：双手并拢，大鱼际放在腋中线第10肋间（或痰液较明显的肺区），十指张开，紧贴皮肤，让患者深吸一口气，在呼气的同时以每秒10～15次的频率振动其胸壁，单侧摇振4～5个周期。

（5）持续鼻饲患者操作前30min应停止鼻饲，进餐患者翻身咳痰时间应安排在餐前1~2h或餐后2h。

（6）咳痰前进行20min的雾化吸入后协助排痰。

（7）操作中密切观察患者的意识和呼吸情况。

（8）排痰的有效评价指标：痰量减少，每日小于25mL；病变部位呼吸音改善，无湿啰音；患者对治疗反应良好；血氧饱和度好转；胸片改善。

第十三节　协助患者床上移动

一、协助患者床上移动操作规范

（一）工作目标

协助不能自行移动的患者床上移动，保持患者舒适。

（二）规范要点

（1）遵循节力、安全的原则。

（2）告知患者，做好准备。移动前要评估患者的年龄、体重、病情、肢体活动能力，有无约束、伤口、引流管、骨折和牵引等。

（3）固定床脚刹车，妥善处置各种管路。

（4）注意患者安全，避免拖拉，保护局部皮肤。

（5）护理过程中，密切观察病情变化，有异常及时通知医师并处理。

（三）标准

（1）患者或家属能够知晓护士告知的事项，对服务满意。

（2）卧位正确，管道通畅。

（3）护理过程安全，患者局部皮肤无擦伤，无其他并发症。

二、协助患者床上移动操作流程

（一）操作准备

按规定着装，洗手、戴口罩。

（二）解释评估

（1）解释并告知患者，了解需求，评估患者病情及活动能力。

（2）评估患者身高、体重。

（3）评估患者引流管、伤口情况。

（4）了解患者的意愿。

（三）协助患者移动

（1）妥善处理引流管。

（2）移动患者至需要体位。

（3）询问患者反应。

（4）查看患者皮肤情况。

（四）整理记录

（1）整理床单位。

（2）整理各种管道，准确记录，特殊情况进行交接班。

三、流程说明

（1）左右移动：患者腿屈曲，足放在床上，抬臀，并向一侧移动。护士可在对侧协助。然后患者将肩向同方向移动，最后将双腿侧移，使身体成直线。

（2）向床头移动。

（3）患者坐于床上，先协助其把重心移到一侧臀部，对侧臀部抬起并前移。然后将重心转移到前移的臀部，另一侧臀部再抬起并前移。护士可站在其患侧，用手把住患侧大腿外侧根部，帮助患者转移重心。应用同样的方法，可让患者两臀部交替后移。

第十四节　压疮的预防及护理

一、压疮的预防及护理操作规范

（一）工作目标

预防患者发生压疮；为有压疮的患者实施恰当的护理措施，促进压疮愈合。

（二）规范要点

（1）遵循标准预防、消毒隔离、无菌技术、安全的原则。

（2）评估和确定患者发生压疮的危险程度，采取预防措施，如定时翻身、气垫减压等。

（3）对出现压疮的患者，评估压疮的部位、面积、分期、有无感染等，分析导致发生压疮的危险因素并告知患者或家属，进行压疮治疗。

（4）在护理过程中，如压疮部位出现红、肿、痛等感染征象时，及时与医师沟通进行处理。

（5）与患者沟通，为患者提供心理支持及压疮护理的健康指导。

（三）标准

（1）患者或家属能够知晓护士告知的事项，对服务满意。

（2）预防压疮的措施到位。

（3）促进压疮愈合。

二、压疮的预防及护理操作流程

（一）操作准备

（1）按规定着装，洗手、戴口罩。

（2）用物准备齐全。

（二）评估

（1）评估患者发生压疮的危险程度，对有压疮风险的患者采取预防措施。

（2）对出现压疮的患者，评估压疮的部位、面积、分期、有无感染等，评估压疮周围皮肤，分析导致发生压疮的危险因素，积极行压疮治疗。

（三）解释告知

（1）查对床号、患者姓名。

（2）解释并告知压疮预防、护理目的及配合要求。

（3）告知患者或家属导致发生压疮的危险因素。

（4）关上房门或拉上床边布帘。

（四）预防

（1）检查受压部位皮肤状况，并记录。

（2）清洁皮肤，用温水擦浴，保持皮肤干净、干燥。

（3）协助患者更换体位，每1～2h一次，并记录。

（4）整理床单位，保持床单清洁、干燥、平整。

（5）根据病情采取气垫减压，骨、关节突出处垫软枕或柔软的垫圈等。

（6）根据病情协助患者适当活动。

（7）根据病情按摩受压皮肤，用乳液轻柔按摩干燥皮肤。

（五）治疗护理

（1）对出现压疮的患者，根据其分期、部位、面积、有无感染等，进行压疮治疗和护理。

（2）观察压疮的进展情况，压疮出现红、肿、痛等感染征象时，及时与医师沟通进行处理。

（六）观察整理

（1）观察患者的主观反应，向患者交代注意事项。

（2）除去手套，处理污染用品，洗手。

（3）查对床号并签名，记录皮肤、压疮和治疗情况。

三、流程说明

压疮是指局部组织长时间受压，血液循环障碍，局部持续缺血、缺氧、营养不良而致的软组织溃烂和坏死，也称压力性溃疡。美国国家压疮专家组将压疮定义为：压疮是皮肤或皮下组织由于压力、摩擦力或剪切力而导致皮肤、肌肉和皮下组织的局限性损伤，常发生在骨隆突处。

（1）压疮的危险因素：分为外源性因素、内源性因素。内源性因素包括移动能力受限、营养不良、并发症、衰老的皮肤。外源性因素包括压力、剪切刀、摩擦力和皮肤潮湿。

（2）压疮好发部位：压疮多发生在长期受压的缺乏脂肪组织保护、无肌肉包裹的或肌层较薄的骨隆突处，最好发于骶尾部，与卧床有密切关系，好发部位随卧位的不同亦有所不同。

（3）压疮的预防评估和确定：患者发生压疮的危险程度，包括危险因素、好发部位等。对压疮高危患者采取预防措施，关键是消除危险因素，改善机体营养状况，避免局部组织长期受压。

目前各种局部作用药物和各种包扎敷料已用于治疗压疮。药物有酶、抗菌药、氧化剂等，选用何种药物取决于溃疡的深度。包扎敷料有透明敷料、水胶敷料和水凝胶等，既可与局部作用药物合用，也可单用。它们在压疮治疗中的应用已越来越广泛。

第十五节　失禁的护理

一、失禁的护理操作规范

（一）工作目标

对失禁的患者进行护理，保持局部皮肤的清洁，增加患者的舒适感。

（二）规范要点

（1）遵循标准预防、消毒隔离、安全的原则。

（2）评估患者的失禁情况，准备相应的物品。

（3）护理过程中，与患者沟通，清洁到位，注意保暖，保护患者隐私。

（4）根据病情，遵照医嘱采取相应的保护措施，如小便失禁患者给予留置导尿管，对男性患者可以采用尿套技术，女性患者可以采用尿垫等。

（5）鼓励并指导患者进行膀胱功能及盆底肌的训练。

（6）保持床单位清洁。

（三）标准

（1）患者或家属能够知晓护士告知的事项，对服务满意。

（2）患者皮肤清洁，感觉舒适。

二、失禁的护理操作流程

（一）操作准备

（1）按规定着装，洗手、戴口罩。

（2）用物准备齐全。

（二）解释评估

（1）携用物至床旁。

（2）询问、了解患者的身体情况，评估患者失禁情况，根据具体情况决定相应的措施。

（3）关门、关窗，必要时用屏风遮挡。

（三）患者准备

（1）协助患者取仰卧位。

（2）协助患者脱其对侧裤腿盖于近侧腿部，对侧腿用被子遮盖，胸腹部盖浴巾，臀下垫一次性尿垫。

（3）观察大便或小便颜色、性状及量，擦净会阴部。

（四）会阴擦洗

（1）将会阴擦洗盘放于患者两腿之间，左手戴手套，右手持镊子。

①男患者：先擦洗阴茎背面，顺序为中、左、右各用1个棉球擦洗；左手持纱布提起阴茎并后推包皮，充分暴露冠状沟，夹取棉球自尿道口至龟头螺旋向上到冠状沟重复2次，自尿道口沿尿道口外尿管螺旋向下至5cm处，重复2次；将阴茎提起，用棉球自龟头向下擦洗至阴囊处，顺序为中、左、右。

②女患者：第1个棉球擦洗阴阜3下，第2个棉球擦洗左侧大阴唇3下，第3个棉球擦洗右侧大阴唇3下，纱布缠于左手拇指、示指分开大阴唇，第4个棉球擦洗尿道口，第5个棉球擦洗左侧小阴唇，第6个棉球擦洗右侧小阴唇，第7个棉球从尿道口擦洗至肛门部，第8个、第9个棉球擦洗沿尿道口外尿管螺旋向下至5cm处，第10个棉球擦洗尿道口。

（2）用湿巾纸彻底清洁肛周，会阴部及肛周皮肤皱褶处可扑爽身粉保持干燥。

（3）清洗完毕后脱手套，用物放于弯盘内，将弯盘撤至治疗车下层。

（五）整理交代

（1）为患者换上干净尿垫、纸尿裤，撤去浴巾及一次性尿垫，整理衣裤，扫床并整理床单位。

（2）观察患者主观反应，向患者交代注意事项，指导患者进行提肛运动。

（3）清理用物，洗手，开窗通风。

三、流程说明

（1）用物准备：浴巾、手套、会阴冲洗包（内有治疗碗、弯盘、卵圆钳、纱布各1个，棉球12个）、一次性尿垫、纸尿裤。

（2）根据病情，遵医嘱采取相应的保护措施；男性患者采用尿套技术者，清洁会阴部皮肤，阴茎、龟头、包皮等处的尿液及污垢要清洗干净，保持会阴皮肤清洁、干燥，预防皮肤湿疹的发生；女性患者采用尿垫者，及时更换尿布，并清洁会阴部和臀部皮肤，保持会阴部和肛周皮肤清洁干燥。若患者的排泄物有传染性，应消毒后再处理。

（3）对于大、小便失禁的患者，护士应做好心理护理。

失禁护理不是一个简单的卫生方面的问题，可影响患者的自我感觉、生活质量，产生不同程度的负面情绪反应。护士要鼓励并指导患者进行膀胱功能和盆底肌的训练，树立患者战胜疾病的信心。

第十六节　床上使用便器

一、床上使用便器操作规范

（一）工作目标

（1）便于卧床患者在床上使用排泄用具，养成排泄习惯，以维持其功能。

（2）便于卧床患者收集标本。

（二）规范要点

（1）遵循标准预防、消毒隔离、安全的原则。

（2）评估患者的生活自理能力和活动情况，帮助或协助患者使用便器，满足其需求。

（3）准备并检查便器表面有无破损、裂痕等。注意保暖，保护患者隐私。

（4）护理过程中，与患者沟通，询问患者有无不适主诉，及时处理。

（5）切勿催促患者。

（6）便后观察排泄物性状及骶尾部位的皮肤，如有异常及时处理。

（7）正确处理排泄物，清洁便器，保持床单位清洁、干燥。

（三）标准

（1）患者或家属能够知晓护士告知的事项，对服务满意。

（2）患者皮肤及床单位清洁，皮肤无擦伤。

二、床上使用便器操作流程

（一）操作准备

（1）按规定着装，洗手、戴口罩。

（2）用物准备齐全，仔细检查便器表面有无破损、裂痕等，外面清洁干燥。

（二）解释评估

（1）携用物至床旁。

（2）评估患者的生活自理能力及活动情况，满足其需求。

（3）关门、关窗，必要时用屏风遮挡。

（三）放置便器

（1）协助患者取平卧位，臀部垫一次性尿垫。

（2）将被子反折至患者腰部以上，协助患者将裤子脱至膝盖。

（3）协助患者屈膝，足跟贴着床垫。

（4）一手托患者腰部，协助其抬起臀部，另一手放便盆于患者臀下，盖好被子。

（四）排泄完毕

（1）擦拭会阴及肛周皮肤。

（2）一手托患者腰部，协助其抬起臀部，另一手自患者臀下取出便盆。

（3）再次以湿巾清洁会阴及肛周，观察骶尾部皮肤。

（五）整理交代

（1）撤去一次性尿垫，协助患者穿好裤子，打扫并整理床单位，协助患者取舒适卧位，检查和妥善固定各种管路，保持其畅通。

（2）观察排泄物的性状，并做好记录，发现问题及时留样并报告医生。

（3）倾倒排泄物，清洗便盆。

（4）清理用物，洗手，开窗通风。

（5）向患者交代注意事项。

三、流程说明

对于卧床或有其他原因不能如厕的患者，及时给予床上使用便器，养成排泄习惯，以维持其功能，满足其需求。

（1）用物准备：一次性尿垫、便盆、湿巾。

（2）便盆须无破损，外面清洁干燥，冬天用温暖便盆或以卫生纸垫于便盆坐垫四周。每次使用后应消毒。

（3）可能时协助患者从床上坐起排泄。

（4）患者排泄时不可催促。

（5）必要时保留不正常排泄物，以供医生观察。若患者的排泄物有传染性，应消毒后再倾倒。

第十七节　留置尿管的护理

一、留置尿管的护理操作规范

（一）工作目标

对留置尿管的患者进行护理，预防感染，增进患者舒适，促进功能锻炼。

（二）规范要点

（1）遵循标准预防、消毒隔离、无菌技术、安全的原则。

（2）告知患者，做好准备。评估患者病情，尿管留置时间，尿液颜色、性状、量，膀胱功能，有无尿频、尿急、腹痛等症状。

（3）按需要准备用物及环境，保护患者隐私。

（4）对留置尿管的患者进行会阴护理、尿道口清洁，保持尿管的通畅，尿液颜色、性状、量、透明度、气味等，注意倾听患者的主诉。

（5）留置尿管期间，妥善固定尿管及尿袋，尿袋的高度不能高于膀胱，及时排放尿液，协助长期留置尿管的患者进行膀胱功能训练。

（6）根据患者病情，鼓励患者摄入适当的液体。定期更换尿管及尿袋，做好尿道口护理。

（7）拔管后根据病情，鼓励患者多饮水，观察患者自主排尿及尿液情况，若患者有排尿困难，应及时处理。

（三）标准

（1）患者或家属能够知晓护士告知的事项，对服务满意。

（2）患者在留置尿管期间会阴部清洁，尿管通畅。

（3）患者出现异常情况时，护士处理及时。

二、留置尿管的护理操作流程

（一）操作准备

（1）按规定着装，洗手、戴口罩。

（2）了解病情，掌握操作注意事项，用物准备齐全。

（3）检查物品失效期并二人查对。

（二）解释评估

（1）查对床号、姓名。

（2）解释并评估患者病情，尿管留置时间，尿液颜色、性状、量，膀胱功能，有无尿频、尿急、腹痛等症状。

（三）患者准备

（1）环境准备：关闭门窗、拉上屏风，保护患者隐私。

（2）协助患者脱其对侧裤腿盖于近侧腿部，对侧腿用被子遮盖，胸腹部盖浴巾，臀下垫一次性尿垫。

（四）会阴擦洗

（1）将会阴擦洗盘放于患者两腿之间，左手戴手套，右手持镊子。

（I）男患者：先擦洗阴茎背面，顺序为中、左、右各用1个棉球擦洗；左手持纱布提起阴茎并后推包皮，充分暴露冠状沟，夹取棉球自尿道口至龟头螺旋向上到冠状沟重复2次，自尿道口沿尿道口外尿管螺旋向下至5cm处，重复2次；将阴茎提起，用棉球自龟头向下擦洗至阴囊处，顺序为中、左、右。

（2）女患者：第1个棉球擦洗阴阜3下，第2个棉球擦洗左侧大阴唇3下，第3个棉球擦洗右侧大阴唇3下，纱布缠于左手拇指、示指，分开大阴唇，第4个棉球擦洗尿道口，第5个棉球擦洗左侧小阴唇，第6个棉球擦洗右侧小阴唇，第7个棉球从尿道口擦洗至肛门部，第8个、第9个棉球擦洗沿尿道口外尿管螺旋向下至5cm处，第10个棉球擦洗尿道口。

（2）清洗完毕后脱手套，用物放于弯盘内，将弯盘撤至治疗车下层。

（五）更换尿袋

（1）常规消毒尿管与尿道口2遍，垫无菌纱布于连接处，

（2）妥善固定尿管及尿袋，保持尿管的通畅。

（六）整理交代

（1）撤去一次性尿垫，协助患者整理衣裤，扫床并整理床单位。

（2）协助患者取舒适体位，检查和妥善固定各种管路，保持其通畅。

（3）清理用物，洗手，开窗通风。

三、流程说明

对留置尿管患者，应加强护理，积极预防泌尿系统感染。

（1）用物准备：浴巾、手套、会阴冲洗包（内有治疗碗、弯盘、卵圆钳、纱布各1个，棉球12个）、一次性尿垫、尿袋。

（2）向患者及其家属解释留置尿管的目的和护理方法，使其认识到预防泌尿系统感染的重要性。

（3）保持导尿管引流通畅，避免受压、扭曲、堵塞。

（4）防止逆行感染：①保持尿道口清洁，每日擦洗两次。女患者用消毒液棉球擦拭外阴及尿道口，男患者用消毒液棉球擦净尿道口、龟头及包皮周围皮肤。②定时更换储尿袋并及时倾倒，更换储尿袋时引流管位置应低于耻骨联合，夹闭引流管，防止尿液反流。③每周更换导尿管一次，硅胶导尿管可酌情延长更换周期。

（5）鼓励患者多喝水，并勤更换卧位，以利于冲洗引流管，防止尿液的沉淀，每周应做尿常规检查一次，以便及时发现有无异常，做出相应处理。

（6）训练膀胱反射功能：在拔管前教会患者做间歇性引流夹管的方法，以便使膀胱能定时充盈、排空，促进膀胱功能的恢复。

（7）教会患者在离床活动时，将导尿管和储尿袋妥善安置。

第十八节　温水擦浴

一、温水擦浴操作规范

（一）工作目标

帮助不能进行沐浴的患者保持身体的清洁与舒适。

（二）规范要点

（1）遵循标准预防、安全的原则。

（2）告知患者，做好准备。评估患者病情、生活自理能力及皮肤的完整性等，选择适当时间进行温水擦浴。

（3）准备用物，房间温度适宜，保护患者隐私，尽量减少暴露，注意保暖。

（4）保持水温适宜，擦洗的方法和顺序正确。

（5）护理过程中注意保护伤口和各种管路；观察患者的反应，出现寒战、面色苍白、呼吸急促时应立即停止擦浴，给予恰当的处理。

（6）擦洗后观察患者的反应，检查和妥善固定各种管路，保持其通畅。

（7）保持床单位的清洁干燥。根据患者的失禁情况，准备相应的物品。

（8）护理过程中与患者沟通，清洁到位，注意保暖，保护患者隐私。

（9）根据病情，遵照医嘱采取相应的保护措施，如小便失禁患者给予留置导尿管，男性患者可以采用尿套技术，女性患者可以采用尿垫等。

（10）鼓励并指导患者进行膀胱功能及盆底肌的训练。

（11）保持床单位清洁。

（三）标准

（1）患者或家属能够知晓护士告知的事项，对服务满意。

（2）护理过程安全，患者出现异常情况时，护士及时处理。

二、温水擦浴操作流程

（一）操作准备

（1）选择适当时间，告知患者，做好准备。

（2）按规定着装，洗手、戴口罩。

（3）用物准备齐全。

（二）解释评估

解释并评估患者病情、生活自理能力及皮肤完整性等。

（三）擦浴准备

（1）环境准备，按需给予便器，保护患者隐私。

（2）准备一盆温水（41～46℃）放于床旁桌上。

（3）视病情放平床头及床尾支架，松床尾盖被。

（四）温水擦浴

（1）将毛巾在热水中浸湿，挤干后缠绕于右手上。

（2）患者取仰卧位，擦洗脸及颈部。

（3）脱上衣，浴巾铺于擦洗部位下面，擦洗上肢，洗双手，擦洗胸腹部。

（4）患者取侧卧位，背向护士：擦洗颈、背、臀部，穿上衣。

（5）协助患者脱裤遮盖会阴部，擦洗下肢，洗脚。

（6）协助患者清洗会阴部，穿裤。

（五）整理交代

（1）撤去浴巾，整理衣裤，扫床并整理床单位。

（2）协助患者取舒适卧位，检查和妥善固定各种管路，保持其通畅，盖好被子。

（3）清理用物，洗手，开窗通风。

三、流程说明

（1）用物准备：便器、脸盆、毛巾、浴巾（可由患者自备），水温计。

（2）擦洗过程中的保暖措施：关闭门、窗，调节室温（24±2）℃。尽量少暴露患者身体部位，每次只暴露患者正在擦洗的部位，擦洗完后及时遮盖，避免受凉；注意水温，及时更换温水。保持水温适宜，必要时更换温水，及时清洗毛巾，每个部位反复擦洗3遍。擦洗过程中注意保护伤口和各种管路，观察患者的反应，出现寒战、面色苍白、呼吸急促时应立即停止擦浴，并给予恰当的处理。

（3）为患者擦浴时穿脱衣服的顺序：先脱近侧，后脱远侧；肢体有疾患时，先脱健肢，后脱患肢。穿衣则反之。

（4）擦洗过程中沿肌肉分布走向擦洗，仔细擦净颈部、耳后、腋窝、腹股沟等皮肤褶皱处；如患者出现寒战、面色苍白等病情变化时立即停止擦洗，及时给予处理。

第十九节　协助患者更衣

一、协助患者更衣操作规范

（一）工作目标

协助患者更换清洁衣服，满足舒适的需要。

（二）规范要点

（1）遵循标准预防、安全的原则。

（2）告知患者，做好准备。评估患者病情、意识、肌力、移动能力、有无肢体偏瘫、手术、引流管及合作能力等。

（3）根据患者的体型，选择合适、清洁的衣服，保护患者的隐私。

（4）根据患者的病情采取不同的更衣方法，病情稳定者可采取半坐卧位或坐位更换；手术或卧床者可采取轴式翻身法更换。

（5）脱衣方法：无肢体活动障碍时，先近侧，后远侧；一侧肢体活动障碍时，先健侧，后患侧。穿衣方法：无肢体活动障碍时，先远侧，后近侧；一侧肢体活动障碍时，先患侧，后健侧。

（6）更衣过程中，注意保护伤口和各种管路，注意保暖。

（7）更衣可与温水擦浴、会阴护理等同时进行。

（三）标准

（1）患者或家属能够知晓护士告知的事项，对服务满意。

（2）护理过程安全，患者出现异常情况时，护士及时处理。

二、协助患者更衣操作流程

（一）操作准备

（1）按规定着装，洗手、戴口罩。

（2）用物准备齐全。

（3）环境准备。

（二）解释评估

（1）解释操作目的，取得患者的合作。

（2）戴手套（污染严重）。

（三）协助更衣

（1）协助患者选择适当体位。

（2）为患者脱上衣。原则：先近侧，后远侧；若肢体有疼痛或伤口，先健侧，后患侧（脱患者裤操作同上衣）。

（3）为患者穿衣。原则：先对侧，后远侧；若肢体有疼痛或伤口，先患侧后健侧（穿患者裤操作同上衣）。

（4）整理患者衣领、后背，盖好被子，整理床单位。

（5）操作过程中注意观察患者的生命体征，保护患者伤口及各种管路。

（四）整理交代

（1）协助患者取得舒适卧位。

（2）将污染衣服放置护理车上，脱手套，洗手。

（3）整理环境。

三、流程说明

（1）用物准备：清洁衣物、一次性手套。

（2）操作时动作一定要轻柔，不能拖拉硬拽。

（3）根据患者的情况选择合适的卧位。

（4）操作时注意遮挡保护患者隐私，注意操作方法，避免患者受凉。

（5）严密观察患者的皮肤及患侧肢体情况，及时做相关处理。

第二十节　卧床患者更换床单位

一、卧床患者更换床单位操作规范

（一）工作目标

保持床单位清洁，增进患者的舒适。

（二）规范要点

（1）遵循标准预防、节力、安全的原则。

（2）告知患者，做好准备。根据患者的病情、意识、年龄、体重、活动和合作能力，有无引流管、伤口，有无大、小便失禁等，采用与病情相符的整理床单位的方法。

（3）按需要准备用物及环境，保护患者隐私。

（4）护士协助活动不便的患者翻身，采用湿扫法清洁并整理床单位。

（5）操作过程中，注意避免引流管或导管牵拉，密切观察患者病情，发现异常及时处理。与患者沟通，了解其感受及需求，保证患者安全。

（6）操作后对躁动、易发生坠床的患者拉好床挡或采取其他安全措施，帮助患者采取舒适体位。

（7）按操作规程更换污染的床单位。

（三）标准

（1）患者或家属能够知晓护士告知的事项，对服务满意。

（2）床单位整洁，患者卧位舒适，符合病情需要。

（3）操作过程规范、准确，保证患者安全。

二、卧床患者更换床单位操作流程

（一）操作准备

（1）按规定着装，洗手、戴口罩。

（2）用物准备齐全，按用物使用先后顺序（大单、中单、被套、枕套）摆放于治疗车的上层。

（3）携用物至患者床旁。

（二）解释查对

（1）查对床号、姓名，向患者解释操作目的，以取得患者配合。

（2）关闭门窗，为患者保暖。

（三）协助患者侧卧

（1）固定床脚轮，安装床挡。

（2）托起患者头部，移枕头至对侧。

（3）将患者双上肢交叉放于胸前，协助患者翻身侧卧。

（四）更换床单

（1）松开盖被及近侧各层床单。

（2）将污中单卷入患者身下。

（3）清扫橡胶单并搭放在患者身上。

（4）将污大单卷入患者身上。

（5）清扫床褥（从床头扫至床尾）并拉平。

（6）换大单，先床头后床尾。

（7）放平橡胶单。

（8）换中单，将橡胶单与清洁中单拉平塞于床垫下。

（9）移枕，协助患者取平卧位。

（10）安装近侧床挡，移枕头至近侧，协助患者侧卧于铺好的床单上。

（11）松开污中单、橡胶单及大单，污中单、大单置于护理车污物袋内。

（12）清扫橡胶单并搭放在患者身上。

（13）清扫床褥，拉出清洁大单并铺好。

（14）放平橡胶单，拉出中单，分别绷紧塞于床垫下。

（15）移枕头，协助患者取平卧位。

（五）更换被套

（1）解开污被套带，撤出棉被平放于污染被套上。

（2）铺清洁被套，反面朝外，开口向床尾。

（3）双手伸入被套内，握住棉被两个角，将被套翻转平整拉向床尾，同时撤出污被套置于护理车内。

（4）棉被尾端向上翻折系带，左、右侧棉被的边缘向内折叠，使其与床沿对齐。

（5）床尾多余棉被向内折叠，与床尾沿对齐。

（六）更换枕套

（1）托起患者头部，撤枕至床尾。

（2）更换枕套，使各角充实。

（3）手托枕头至床头，轻托患者头部，将枕头置于患者头下。

（4）移床头柜、床旁椅于原处，开窗通风，整理用物。

三、流程说明

（1）更换床单时注意给患者保暖，协助患者翻身时注意患者的安全及舒适，防止坠床，同时注意观察患者的病情变化。

（2）操作过程中注意保护患者的隐私。

（3）患者带有引流管时，翻身时应注意防止扭曲、脱落。

（4）给半卧位患者更换床单时，如患者可以平卧，则将大单自床头向床尾更换，污单随即换下。

（5）如床褥潮湿或凹陷者，在不影响病情的情况下，将患者移至平车或轮椅上，翻转床褥，更换清洁床单后，再移回床上。将床旁桌椅移到指定位置，整理用物。

第二十一节　　出院护理

一、出院护理规范

（一）工作目标

向患者做好出院指导，确保患者顺利办理出院手续，出院后康复计划顺利进行。

（二）规范要点

（1）评估患者疾病恢复状况，做好记录。

（2）确认患者出院日期，针对患者病情及康复程度制订康复计划，包括出院后注意事项、带药指导、饮食及功能锻炼等。

（3）告知患者复诊时间及地点，完成出院健康指导。

（4）诚恳听取患者住院期间的意见和建议。

（5）完成出院护理记录。

（6）患者出院后终止各种治疗和护理，做好出院登记。

（7）整理出院病历。

（8）送患者出病房，患者床单位按出院常规处理。

（三）标准

（1）患者或家属知晓护士告知的事项，对护理工作满意。

（2）护士进行出院指导时条理清楚，康复计划具有针对性及可实施性。

（3）患者顺利办理出院手续，出院病历及出院手续完整。

（4）床单位清洁，消毒符合要求。

二、出院护理操作流程

（一）评估

（1）评估患者疾病恢复情况。

（2）确认患者出院时间。

（二）出院健康指导

（1）根据患者病情及恢复情况，制订康复计划。

（2）完成出院健康指导。

（3）告知患者复诊时间及地点。

（4）告知患者如何办理出院手续。

（三）沟通反馈

诚恳听取患者住院期间的意见和建议，以便改进工作。

（四）登记处理

（1）患者出院后终止各种治疗和护理，做好出院登记。

（2）根据医嘱，护士提前通知患者或家属办理出院手续。

（3）整理出院病历。

（4）护送患者出院。

（五）整理

（1）床单位终末处理。

（2）铺好备用床，准备迎接新患者。

（3）传染性病床单位及病室，均按传染病终末消毒法处理。

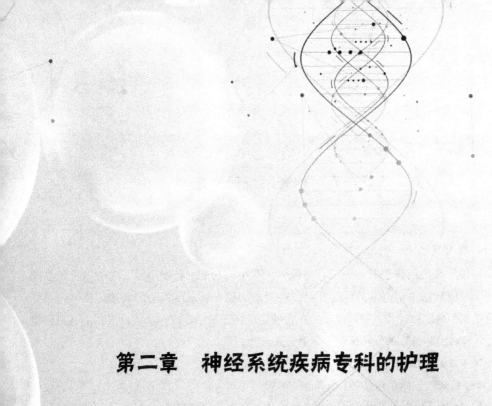

第二章　神经系统疾病专科的护理

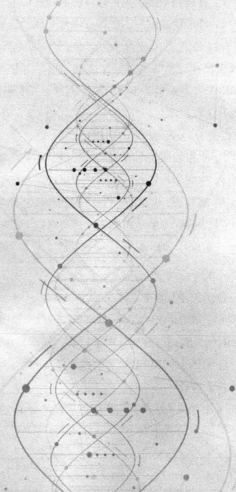

第一节　神经系统保护机制

一、解剖分区

中枢神经系统由脊髓和脑组成，是机体所有生理功能的控制单元。对中枢神经系统疾病的学习应从脑干最基本的功能开始，进而由间脑再到高度发达的大脑。脑干包括延髓、脑桥和中脑。神经及其周围组织的灵敏性是维持正常中枢神经功能所必需的，机体组织有其自身对脑和脊髓的保护机制，下面分别叙述。

神经系统的微结构

1.神经系统的细胞单位是神经元和神经胶质

（1）神经元细胞：是神经系统的功能单位，负责传导神经冲动。

（2）神经胶质细胞：支撑、修复和保护脆弱的神经细胞。

2.神经元

仅中枢神经系统的神经细胞就超过10万亿个，其外形根据不同的功能而迥异，但是每个细胞都含有三个基本成分，即胞体（控制细胞的代谢活动）、细胞核储存核糖核酸和脱氧核糖核酸，含有的核仁。

3.各类神经胶质细胞的功能

（1）星形胶质：为神经细胞提供营养和结构支持，毛细血管参与血脑屏障的构成。

（2）少突出神经胶质：构成中枢神经系统髓鞘。

（3）室管膜：填塞脑室系统构成脉络丛分泌脑脊液。

（4）小神经胶质（细胞）：主要存在于脑白质中，吞噬受损神经细胞废弃物。

二、大脑保护机制

（一）骨结构

颅骨是最外层防护结构，构成骨容器，容纳大脑组织。颅骨由额骨、枕骨、蝶骨、筛骨各一块和顶骨、颞骨各一对相互连接而成。颅骨保护大脑免受直接或表层的损伤，暴力引起的颅骨骨折可破坏其保护机制，推压骨片而挤压脆弱的脑组织；对头部的重力打击还可引起颅内组织移位，导致脑组织撕裂和挫伤。

（二）脑膜

即颅骨下第二层，为颅内防护层，又分为三层：硬脑膜、蛛网膜和软脑膜。

1.硬脑膜

是位于颅骨下的第一层，分为骨膜层和脑膜层。当颅底骨折时硬脑膜随之撕裂。硬脑膜主要的血供为脑膜中动脉，此血管的损伤性阻断是硬膜外血肿的常见原因。硬膜组织和蛛网膜之间是硬膜下腔，此狭窄腔隙有许多蛛网膜和硬脑膜的无支撑的小血管，因此很容易受损，当这些小血管损伤和撕裂时形成硬膜下血肿。

2.蛛网膜

蛛网膜薄而透明，松散地围绕在大脑表面，缺乏血管和神经。蛛网膜与硬脑膜之间是硬膜下腔，与软脑膜之间是蛛网膜下腔，腔内有蛛网膜小梁，充满脑脊液，在脑表面的凹陷处，蛛网膜下隙扩大称为脑池。

3.软脑膜

薄而透明，紧贴于脑的表面，伸入到脑的沟裂中，脑的血管在软脑膜内分支成网，并进入脑实质浅层，软脑膜也随血管行至脑实质一段，由软脑膜形成的皱襞入脑室内，形成脉络丛分泌脑脊液。

（三）脑室系统和脑脊液循环

1.脑室系统

大脑中间由脑脊液填满的中心区称为脑室系统，监测颅内压、脑脊液引流时可将导管插于脑室系统中。

（1）侧脑室：大脑两半球内的空腔。

（2）第三脑室：直接位于中脑上部，在间脑的丘脑结构中。

（3）室间孔：侧脑室借室间孔与第三脑室相通。

（4）第四脑室：由延髓上半敞开构成。

（5）导水管：中脑的导水管下通第四脑室，上通间脑的第三脑室，导水管的背侧、为四叠体的上丘和下丘。

2.脑脊液循环

脑脊液经室间孔流入第三脑室，再经中脑导水管流入第四脑室，各脑室脉络丛产生的脑脊液都汇至第四脑室，并经第四脑室的正中孔和外侧孔流入脑和脊髓的蛛网膜下腔。最后经矢状窦旁的蛛网膜颗粒将脑脊液回渗到上矢状窦，使脑脊液回流至静脉系统。

（四）脑脊液

脑脊液是充满在脊髓中央管内、蛛网膜下隙和脑室中的液体，由脑室内的脉络丛分泌产生，每小时的分泌量为20mL，每日500mL左右，循环量为135～150mL。脑脊液循环系统为无容量限制的反馈机制，无论循环量和再吸收速度，其不间断分泌量为每小时20mL，为脑组织提供营养，运走脑组织的代谢产物，调节中枢神经系统的酸碱平衡，缓解脑和脊髓的压力，对脑和脊髓具有保护和支持作用。脑脊液的性状和压力受众多因素的影响，若中枢神经系统发生病变，神经细胞的代谢紊乱，可致脑脊液的成分和性状发生改变；若脑脊液的循环路径受阻则颅内压增高。

（五）血脑屏障

血脑屏障是脑组织防护机制，帮助维持大脑内环境的平衡。血脑屏障通过改变渗透压调节营养物质、离子、水和代谢产物的转运。维持中枢神经系统神经细胞理化环境的稳定是血脑屏障的主要作用，一般情况下代谢产物或有毒复合物不能够通过血脑屏障，部分抗生素能缓慢通过血脑屏障，在颅内的浓度低于身体其他部位。临床上当脑组织受损可致血脑屏障渗透性改变；全身化疗的药物由于不能通过血脑屏障常不会对脑组织产生影响，对中枢神经系统的肿瘤应用化疗常常是无效的，必要时需采用放射治疗。

第二节 下肢深静脉血栓形成

深静脉血栓形成（DVT）是指血液非正常地在深静脉内凝结，阻塞血液回流，并引起静脉壁炎性改变的疾病。本病好发于下肢，并且以左侧多见。下肢DVT可发生于手术后或长期卧床患者。DVT的急性期血栓有蔓延倾向，也可能脱落，造成肺栓塞，轻者致残，重者致死，因此应强调早期诊治。

一、病因

19世纪初，德国病理学家魏尔啸提出的血液滞缓、血液高凝和静脉壁损伤，至今仍被公认是导致DVT的三大发病因素。

与其他专科手术相比，神经外科手术后深静脉血栓的发生率无明显差别。但手术时间长、激素应用、卧床时间长、恶性肿瘤、脱水治疗和脑组织促凝血酶原激酶的释放（见于颅脑外伤、颅脑手术）等因素可增加静脉血栓形成的机会。

二、临床表现

（一）DVT的临床表现

多数DVT患者可无临床症状或体征，10%～17%的患者可有以下临床表现。

（1）起病急骤，主要症状为患肢肿胀、疼痛。

（2）患肢水肿，手指压之有压痕，张力高，周径明显大于对侧。肿胀在下肢可波及下腹壁，在上肢波及肩部及锁骨上、下区。

（3）患肢皮肤暗红，皮温较对侧略高，浅静脉扩张。上述症状并非特异性表现，无症状并不表示无血栓形成。

（二）肺栓塞的临床表现

肺栓塞是术后患者猝死的常见原因，文献报道37%发生肺栓塞的患者最终死亡，临床上有以下表现。

（1）呼吸骤停：见于80%的肺栓塞患者。

（2）胸痛：见于3/4患者。不常伴咯血，如出现，提示已有梗死。

（3）其他症状：干咳、出汗、晕厥等。

（4）体检：呼吸急促、心动过速（但无系统感染证候）；广泛栓塞时，心脏听诊可闻及奔马律。但发绀不常见，仅见于广泛栓塞引起严重缺氧时。

三、辅助检查

（一）超声多普勒血流检查

对怀疑DVT的患者，可作为首选检查方法，患肢静脉回流量明显低于对侧，准确性在95%左右。

（二）静脉造影

可明确显示血栓累及范围、侧支开放状态，近心端有无外来压迫而致主干静脉移位或狭窄等改变。是DVT的确诊手段。有CT、MRI静脉造影法和X射线静脉造影法，后者准确，但有创性，现已少用。

（三）血液D-二聚体浓度测定

D-二聚体是纤维蛋白复合物溶解时产生的降解产物。下肢DVT时纤溶系统也被激活，血液中D-二聚体浓度上升，但其他部位血栓形成及手术后或重症患者的D-二聚体浓度也有升高，故其对下肢DVT的诊断意义并不大。如果D-二聚体浓度正常时，其阴性价值更可靠，基本可排除畸形下肢DVT的可能，准确率达97%~99%。

四、治疗

（一）一般处理

抬高患肢以促进静脉回流。可给予利尿剂以减轻肢体水肿。

（二）药物抗凝治疗

是主要治疗方法。术后深静脉血栓的抗凝治疗可能引起术区出血，导致严重后果。故应慎重权衡手术后出血与抗凝治疗的利弊。常用药物有：

（1）肝素及香豆素类药物：对已形成血栓无消融作用，但可防止血栓进一步蔓延，并且不增加颅内出血机会。

（2）尿激酶、链激酶等：效果优于肝素和华法林，适用于发病后2~3d内的早期患者，对处于活动性颅内出血或近2月内因脑血管病引起颅内出血的患者禁止使用纤溶药物。

（3）其他：右旋糖酐40、阿司匹林等对预防血栓形成有帮助。

（三）手术治疗

直接清除静脉腔内血栓，最佳手术时机是发病后2~3d。常用手术有导管溶栓术、深静脉血栓超声消融术，以及下腔静脉滤器置入术等。

五、护理

（一）下肢DVT的预防措施

1.活动

术后鼓励患者早期下床活动；长期卧床患者应加强翻身，肢体功能位置摆放正确以利于静脉回流通畅，抬高下肢15°~30°；加强患者肢体关节活动锻炼，包括主动运动和被动运动，定时活动关节和按摩肢体，每日进行多次，每次15~20min，促进静脉血液回流。

2.保护静脉

避免下肢静脉输液；尽量避免下肢深静脉置管；选择静脉的小分支输液时应选择细针头，拔针后棉球按压时间不宜过长，以免局部血栓形成；长期输液者应交替使用静脉，避免在同一根静脉反复穿刺。

3.饮食

进食低脂、富含膳食纤维的饮食，多食新鲜蔬菜水果、黑木耳，以降低血液黏滞度。保持大便通畅，减少因用力排便腹压增高而影响下肢静脉血液回流。嘱患者每日多饮水，保证足够的液体量，防止血液浓缩。

4.必要时使用弹力袜或间歇压力泵

使用弹力袜时注意观察下肢皮肤受压情况，防止压疮形成。在确定无DVT的情况下才能使用压力泵，以避免栓子脱落。

5.其他

严格禁烟、禁酒。香烟中的尼古丁可使外周血管收缩，血流减少，血管内膜变化引起胆固醇沉着。

（二）下肢DVT形成后的护理

（1）嘱患者卧床休息2周，抬高患肢20°~30°，保持静脉回流通畅。患肢保温，以免在缺血状态下增加组织的耗氧量。

（2）患肢疼痛时，可根据医嘱给予止痛剂，嘱患者忌勿用手按摩和摩擦患肢以免血栓脱落造成肺动脉栓塞。

（3）密切观察病情，如患者出现呼吸困难、胸痛、咯血、咳嗽、血压下降、脉率快等症状时应考虑并发肺栓塞的可能。立即让患者平卧，避免翻动及深呼吸、咳嗽等剧烈活动，给予高流量吸氧，通知医师积极配合抢救。

（4）使用溶栓抗凝剂、纤溶剂治疗期间，需观察药物的过敏反应、出血倾向等不良反应，如果发现切口渗血、牙龈出血、皮下出血及鼻腔出血等症状，要及时告知医师。

（5）每日观察患者下肢周径的变化以了解治疗效果。

第三节　昏迷

一、护理目标

（1）维持生命体征，动态地观察病情，争取抢救时间。

（2）加强生活护理，防止并发症。

（3）适当防护，防止发生意外。

（4）预防失用性肢体功能障碍。

二、护理措施

（1）平卧位，头偏向一侧或取侧卧位。舌根后坠阻塞气道时，应用舌钳将舌牵出，并置通气导管。

（2）保持呼吸道通畅，及时吸除口、鼻腔内的分泌物及痰液，防止误吸和窒息。患者有呼吸急促、轻度发绀时，给予鼻导管吸氧，并备好呼吸机、气管切开包等抢救物品。

（3）预防压疮，设置翻身记录卡。每2h翻身1次，定时温水擦浴。注意床单位平整和干燥。有条件时配备气垫床。

（4）口腔、眼睛的护理：对于张口呼吸的昏迷患者，应用双层湿纱布置于患者口、鼻部以湿润吸入的空气，有利于保护呼吸道黏膜上皮。昏迷患者丧失清除口中分泌物的能力，易继发感染，应加强口腔护理。昏迷患者眼睑闭合不全，可导致角膜损伤，可用滴眼剂滴眼，保持角膜湿润。

（5）导尿管护理：尿失禁患者应留置导尿管，每3～4h排放1次。每日做2次会阴护理，以防逆行感染。

（6）按"无菌、通畅、固定、观察、记录"的十字方针做好各引流管的护理。

（7）加强饮食的合理供给，如鼻饲灌食时食物温度要适宜，食物应清洁、新鲜、易消化，避免腹泻。正确记录出入液量。

（8）加强安全措施，对烦躁不安或有精神症状患者，应给予约束保护。对抽搐发作患者，应备舌钳、压舌板、纱布、牙垫等防止唇舌损伤。

（9）保持大便通畅，必要时应用缓泻剂。禁止清洁灌肠，防止颅内压增高。

（10）体温不升者，应给予保暖，慎用热水袋。需要时，水温控制在＜50℃，并加布套，以防昏迷患者烫伤。高热患者给予冰袋、酒精擦浴等物理降温。出汗多时应及时更衣，避免着凉。

（11）动态观察病情，定时测量体温、呼吸、脉搏、血压和瞳孔，观察意识状况等，及时记录全身情况及神经系统体征变化。重症患者应安排特别护理员守护在床旁，定时观察、记录并及时汇报，便于医师及时抢救。

（12）观察胃肠道有无隐血及药物疗效、不良反应等；观察长期应用抗生素后有无二重感染及使用大量脱水剂后有无水、电解质平衡紊乱等。

（13）将肢体及大关节置于功能位以预防发生失用性肢体功能障碍。

第四节　腰穿持续引流

腰椎蛛网膜下隙置管是指在腰3～4或腰4～5椎体间穿刺，将硬膜外引流导管放入腰蛛网膜下隙内，外接无菌引流袋做持续引流。

一、适应证

（1）对脑脊液漏者，可降低颅内压并促进瘘道口愈合。部分患者可免除行手术修补。

（2）对颅内严重感染者可行鞘内冲洗、置换、用药。

（3）在蛛网膜下隙出血早期，能有效控制颅内压、减轻血管痉挛，置换血性脑脊液，减轻刺激症状，促进脑脊液循环及分泌吸收功能正常化，减轻蛛网膜粘连及蛛网膜颗粒阻塞的机会，降低脑积水的发生率。

（4）对有脑室内积血且出血量小者，可直接行腰穿持续引流；在出血量较大情况下，可结合侧脑室穿刺引流行尿激酶溶解的基础上配合鞘内冲洗；能控制颅内压、置换脑脊液、引流积血、促进脑脊液循环和代谢正常化、解除局部对脑干及丘脑的压迫。

（5）颅内压监护，以动态了解颅内压情况。

（6）大骨瓣开颅术后有难治性颅高压，没有出现迟发性颅内血肿，脑室穿刺不成功或引流不畅者。

二、禁忌证

（1）休克状态、濒危状态。

（2）穿刺局部感染。

（3）颅窝占位。

（4）高颅压有脑疝形成或脑疝先兆、高颅压致慢性小脑扁桃体下疝等。

（5）阻塞性脑积水。

三、护理目标

协助医师置管并做好引流管的护理，预防感染。

四、护理措施

（1）腰穿持续引流置管前，对颅内高压患者可遵医嘱在置管前30min快速静脉滴注20%甘露醇250mL，以降低颅内压，预防术中脑疝的发生。

（2）严密观察患者的意识、瞳孔、生命体征变化，正确区分颅内高压与颅内低压性头痛。观察局部体征的变化，如通过引流硬膜下积液的患者，原手术区头皮肿胀、膨隆及骨瓣悬浮感消失；脑脊液鼻漏逐步减少；颅内感染和蛛网膜下隙出血者，体温逐渐恢复正常，脑膜激惹征如畏光、颈项强直等逐渐消除。注意脑脊液性状，若术后脑脊液呈红色，常提示有脑室内出血或蛛网膜下隙出血；若脑脊液混浊呈絮状，提示有颅内感染。

（3）保持引流通畅。对躁动者加约束带，以防止其牵拉及误拔引流管；搬动患者或为其变换体位时，应由两名以上护士共同完成。

（4）严格控制流速。抬高床头15°～20°，引流瓶高度与脑室额角相平，以平卧时的腋中线为基准调节，控制引流量在成人为200～350mL/d（小儿为100～150mL/d）或遵医嘱。引流脑脊液过多，可造成颅内低压、气颅等并发症。

（5）预防引流感染。保持置管部位敷料清洁干燥，随时观察局部皮肤有无发红肿胀等异常现象。搬动患者时，应先夹闭开关再搬动，防止引流液逆流。

（6）拔管前，关闭引流开关24～48h，患者无异常反应后方可拔管。在此期间，应继续严密观察病情。拔管后除注意意识、生命体征外，还应注意置管处有无脑脊液漏。部分患者可有腿部不适或轻度神经根痛症状，拔除导管后可消失。

第五节　高热

一、护理目标

（1）观察热型及伴随症状，以利于诊治。

（2）降低体温，防止因高热引起的脱水、电解质紊乱等不良后果。

（3）预防因脑代谢增加引起的颅内压增高。

二、护理措施

（1）定时测量体温，观察并记录热型及有无寒战等伴随症状。高热患者每4h测量1次，给予降温措施后30min再次复测。

（2）高热患者应卧床休息，减少活动。

（3）补充营养和水分，鼓励患者多饮水，给予高热量、高维生素、高蛋白、易消化的饮食，注意水、电解质、酸碱平衡。

（4）保持室温于28～30℃，室内应空气流通，并定时进行空气消毒。

（5）加强口腔护理和皮肤护理。

（6）采用合理降温措施。高热开始发生寒战时应注意保暖。寒战后体温迅速上升，此时应给予降温，并以物理降温为主，如用冰袋置于腋下、腹股沟等大血管处，或用冰帽降温、乙醇擦浴等。药物降温应注意大量出汗可引起虚脱。

（7）协助医师查明感染病灶。有明显传染倾向的患者，应做好隔离措施，以防发生交叉感染。

（8）对持续高热患者，应查血常规及做血培养鉴定，同时注意观察其意识、血压、脉搏、呼吸等，防止发生严重并发症，如败血症、感染性休克等。

（9）引起颅内压增高的一切因素都应该避免，如剧烈的咳嗽、用力排便等。

第六节　亚低温

国外学者一般按体温高低将低温分为以下4种类型：轻度低温33～35℃，中度低温28～32℃，深度低温17～27℃，超深低温2～16℃。低温疗法是用物理和药物方法使患者的体温降低到预期的正常体温之下，以达到治疗的目的。亚低温即指32～35℃的轻度低温。

研究表明，温度每降低1℃，脑组织的代谢降低6%～7%，同时伴有脑代谢和颅内压的下降。低温疗法可以降低机体及脑的耗氧量，减轻脑缺血和脑损伤后的病理损害程度，改善脑缺血后的神经功能。33℃是脑缺血损伤保护效果最佳的温度，国际复苏联络委员会推荐临床低温治疗的中心体温应维持在32～34℃。但是低温疗法的具体方案、治疗机制及临床疗效在临床上仍有争议，需要进一步循证。

一、适应证

（1）颅脑损伤，包括重型和特重型颅脑损伤、原发性和继发性脑干损伤、广泛脑挫裂伤及脑水肿。

（2）中枢性高热、高热惊厥或重型颅脑损伤急性期癫痫持续状态。

（3）手术辅助手段，如神经外科手术、急性心肌梗死冠状动脉再通术中的血管内降温。

（4）心肺复苏后脑病。

（5）其他，如溺水、脑卒中（中风）、肝性脑病、细菌性脑膜炎和新生儿缺血缺氧性脑病等。

二、降温方法

目前亚低温技术按其原理分为药物降温和物理降温。

（一）药物降温

一般通过服用各种退热药物来控制体温，常用药物有乙酰氨基酚、氯丙嗪等。特点是使用方便，但是降温效果有限，常作为其他低温技术的辅助措施。

（二）物理降温

根据其途径不同可分为：体表降温、体腔降温和血管内降温3类。

1.体表降温法

目前常用的方法包括冰水浸浴法、降温毯、冰袋及冰帽等。优点是简单易行，缺点是热交换效率低，患者达到治疗温度所需要的时间长，体表冷热不均匀易导致寒战，难以控制复温速度和复温中的病情反跳等。

2.体腔降温法

用冷却的无菌生理盐水灌入胸腔或腹腔进行灌洗降温，常用于手术中的降温。在操作上有一定的难度，而且冰水直接接触心脏会发生心室颤动或其他心律失常等严重并发症。

3.血管内降温

（1）静脉输液法：30min静脉输注4℃的类晶体30mL/kg，能显著降低体核温度而不引起肺水肿，是一种简便可行的方法。但不能准确控制体温的变化，且输液量受心功能限制。

（2）体外循环降温：通过动、静脉穿刺，建立体外循环，经体外循环机中变温器或体外膜肺氧合进行降温复温，是近几年用于重症患者的一种新型降温方法。该方法降温迅速，既定温度准确、波动性小，可以结合血滤技术清除血液中的一些有害物质，有利于脑水肿的治疗。但操作侵袭性强、设备及技术需求高、价格昂贵，仅用于心血管大手术的心脑保护。

（3）选择性低温灌注：采用介入方法将温度控制导管插入动、静脉大血管内，直接对血液进行降温、复温。降温迅速、稳定、精确，利用冰冷导管可每小时降温1~2℃，如用冰冻盐水灌注则更快。复温容易且可控，创伤较体外循环降温小，无皮肤损伤，少或无寒战，是目前较为理想的控制降温的技术。

三、实施步骤

目前临床常用的亚低温实施方案是体表降温法，即药物降温+物理降温+呼吸机支持药物降温可抑制中枢体温调节，减少中枢产热，增加散热；物理降温多用降温毯、冰帽等；使用肌肉松弛剂是进行有效全身亚低温的必要条件。

（一）患者准备

保持环境安静舒适，室温18～20℃。覆盖厚被有利于保证降温的效果。深昏迷患者行气管插管或切开，呼吸机辅助呼吸。

（二）降温期

在降温开始前，先使用冬眠药物，半小时后机体御寒反应消除，患者进入深睡状态，即可采用综合性物理降温措施。常用的冬眠药物为冬眠1号（哌替啶100mg+异丙嗪50mg+氯丙嗪50mg）、冬眠肌松合剂（生理盐水+维库溴铵或吗啡）。同时使用镇静剂和肌松剂，以防止发生肌颤。

降温目标为32～33℃，降温速度以每小时1～1.5℃为宜，根据血压、心率、肌张力情况进行调整，患者体温可较快进入35℃。但进入35℃后降温速度放缓，一般需5～6h。同时应密切观察患者的呼吸、心率、血压、肛温或鼓膜温度等。若患者出现寒战，说明药量不足，可追加用药。每4～8h用药1次（用1/2～1/3剂量）。

影响体温下降速度的因素如下。

1.年龄、体表面积和肥胖程度

小儿降温速度比成人快2～3倍；肥胖患者降温速度慢，但终止降温后，仍可有较大幅度的降温。

2.麻醉深度

浅麻醉时，在降温过程中可出现寒战，影响体温下降。

3.室温和季节

室温高或夏季，降温慢；反之则较快。

（三）低温期

一般认为持续亚低温治疗48～72h具有较好的疗效，多数报道认为亚低温疗法可采用2～14d但具体应用时间尚无统一的规定，取决于患者的多方面因素，如脑水肿情况、脑损伤的程度、颅内压增高的持续时间及患者下丘脑损伤的程度等。

亚低温治疗过程中可能产生一些并发症，主要包括心律失常、呼吸道感染、凝血功能障碍、高血糖及电解质紊乱等。对患者的密切监护尤为重要。

1.心血管系统

表现为心率减慢、血压下降及各种心律失常，主要为室性期前收缩（早搏）、室上心动过速和房颤。因此采用体表降温法时宜将体温控制在30℃以上，预防寒战发生和周围血管强烈收缩，保证心肌有充足的氧供，保持正常的酸碱平衡和电解质浓度，这样可预防降温和复温时心律失常的发生。一旦出现室颤，应立即停止降温，进行心脏按压或电击除颤。

2.免疫功能抑制

低温期垂体功能不全，使维持细胞免疫功能的生长激素减少，机体免疫功能下降。治疗期间使用的肌松药、镇静剂可使呼吸和咳嗽反射受抑制，易并发肺部感染。

3.凝血机制障碍

低温条件下的血小板可黏附聚集成团，且外周血小板进入脾脏、肝脏增多，使有效循环中的血小板数目减少，凝血酶原时间延长。同时，低温条件下凝血因子的酶活性降低和血小板的凝血功能减弱，容易导致凝血功能障碍。

4.电解质紊乱

低温使下丘脑释放的抗利尿激素减少，肾小管远端髓袢重吸收功能减弱，导致患者多尿，从而容易引起电解质丢失。因此应定时监测血镁、钾、钙的变化，防止发生电解质紊乱。

5.高血糖

低温时胰岛素分泌减少且组织对胰岛素敏感性降低，从而容易发生高血糖，应严密监测血糖变化。

6.胃肠道功能紊乱

由低温时胃肠道淤血而致，经胃肠减压后即能缓解。

7.皮肤损伤

皮肤与冰块接触时间过长，易发生皮下脂肪坏死，在婴幼儿中多见。另外，皮肤温度降低后，受机械压迫时也易受损。

（四）复温期管理

目前多数学者主张自然复温法，复温速度过快可能导致颅内压反跳增高。停止亚低温治疗后，保持室温24~25℃，每4~6h复温1℃，在12~24h使体温恢复至37℃。先停用物理降温，再逐渐减量冬眠药物。复温过程中，为避免肌颤导致的颅内压增高，麻醉药和肌松剂应使用至复温结束。

复温期间，应警惕复温时体表血管突然扩张导致的复温性低血压甚至休克，在有效血容量不足时更易发生。控制复温速度及使用儿茶酚胺类药物，补充血容量，必要时给予升压药物。

四、护理

（一）病房环境

亚低温治疗的患者最好被置于一个安静、空气新鲜的单间里，控制室温，以免因为室温过高而影响患者体温的下降和稳定。控制探视，有条件的病房应使用层流设备，以减少感染发生。

（二）体位护理

冬眠合剂中的氯丙嗪和哌替啶具有扩张血管、降血压作用，因此刚降温的半小时内不宜翻身及搬动患者，以免血压波动。治疗过程中最好平卧位，不能使患者突然坐起、剧烈翻动或搬动，否则易出现循环不稳及直立性低血压。

（三）病情观察

1.脑温监测

是亚低温治疗中的一个重点项目。常用的脑温测量方法有直接测量法和间接测量法。间接测量法由于方便而使用较多，但易受周围环境温度的影响，较常用的是肛温、鼻腔温度、鼓膜温度、颞肌和颅骨外温度。一般情况下，应保持患者的肛温在34~35℃。头部重点降温的患者可维持鼻腔温度在33~34℃。若患者的体温＞36℃，说明亚低温治疗的效果较差；体温＜33℃，易出现呼吸、循环功能异常；体温＜28℃易出现室颤。监测过程中，应注意需将体温探头插入肛内6~10cm并固定，每0.5h监测记录1次。对于体温过低的患者，应适当降低冬眠合剂的量，必要时停用并采取保暖措施。

2.神经系统观察

亚低温对脑组织无损害，但低温可能掩盖颅内血肿的症状，应特别提高警惕。复温过快、发生肌颤易引起颅内压增高。因此，应注意颅内压的监测，严密观察意识、瞳孔、生命体征的变化，必要时给予脱水和激素治疗。

3.呼吸系统观察

亚低温治疗的患者由于受使用冬眠合剂的影响，中枢神经系统处于抑制状态，因此呼吸频率相对较慢，但节律整齐。若患者呼吸频率太慢或快慢不等，且胸廓呼吸动度明显变小，出现点头样呼吸，应考虑呼吸中枢抑制过度。因此应立即停用冬眠合剂，必要时给予呼吸中枢兴奋剂静脉滴注。

4.循环系统观察

进行亚低温治疗的患者，应严密观察循环系统功能，如心率、血压、脉搏、尿量、肢端循环及面色等。低温治疗可引起多尿、窦性心动过缓等，从而导致低血压，应观察平均动脉压并使之维持在80mmHg，以保证心肌的血液供应。正常情况下，若亚低温治疗有效，由于冬眠合剂的抗肾上腺素能作用，患者应表现为微循环改善、肢端温暖、面色红润、血压正常、脉搏整齐有力、心率偏慢。若患者出现面色苍白、肢端发绀、血压下降、心律不齐，说明微循环障碍，冬眠过深及体温太低，应立即停用冬眠药物，并给予保暖和纠正水、电解质及酸碱平衡失调，必要时使用血管活性药物改善微循环。

（四）人工气道护理

冬眠合剂中的异丙嗪具有明显的抗组胺作用，可使呼吸道分泌物变黏稠。在亚低温治疗过程中，患者出现呼吸困难、发绀、吸气"三凹征"，呼吸机频繁高压报警，听诊气道内有干鸣音，提示呼吸道梗阻。因此，应重视患者人工气道的管理，定时、及时吸痰，清除呼吸道分泌物，保持呼吸道通畅。同时，应重视人工气道的湿化及温化，纠正和维持患者水平衡，以维持呼吸道黏液-纤毛的正常排痰功能，防止呼吸道分泌物潴留、肺部感染、痰栓形成及缺氧的发生。

（五）降温毯的管理

主机水量适中，无水时不能开机，也不可加水太多，否则关机后毯子内水流回主机可能造成溢水。不必每次使用后排空，一般每月至少排空1次。毯子收藏前应放完水，以防止藻类生长，勿将毯子暴露于65℃以上，使用软布温水清洁、待干后再用消毒剂，如10%的含氯石灰（漂白粉）加5.25%的次氯酸钠溶液消毒毯子两面后吹干，轻轻地卷起毯子储藏，不能折叠。

（六）复温护理

亚低温治疗结束，复温时应先撤去物理降温，让体温自然恢复，同时逐渐降低冬眠合剂的量，最后停用冬眠合剂。切忌突然停用冬眠合剂，以免病情反复。若体温不能自行恢复，可采用加盖被子、温水袋等方法协助复温。忌用热水袋，以免烫伤。

（七）基础护理

亚低温治疗的患者对外界的刺激反应差，容易出现各种并发症。因此应做好患者的皮肤、口腔、泌尿系统及眼睛等护理。每0.5～1h检查患者体温以及冰毯接触部位的皮肤情况，避免造成皮肤损伤或体温失常。必要时使用气垫床，以防止肺部、泌尿系统感染及压疮等发生。氯丙嗪易引起便秘，因此应注意观察患者有无腹胀、便秘出现，必要时使用缓泻剂。

第七节　神经性吞咽障碍

一、概述

任何影响脑干吞咽中枢或调整吞咽过程的神经系统疾病均可引起吞咽障碍。做好吞咽障碍的早期评价和治疗，可缩短病死率、缩短平均住院时间、改善预后。

（一）脑卒中

脑卒中是导致吞咽困难的最常见疾病之一，脑卒中患者的吞咽障碍发生率为25%～50%。大范围的大脑半球卒中和脑干卒中因阻断与自主性皮质吞咽控制中心（在额下区）

与球核（在下脑干）连接的同侧的皮质球路径，故常发生口咽性吞咽障碍。脑干卒中因累及其附近控制吞咽的脑干束、核和延髓内的吞咽中心，常可导致口和咽的吞咽障碍。卒中导致的吞咽困难的特点是：不能将食团安全地从口送入胃内而没有误吸的过程，其中也包括如咀嚼、舌的运动障碍等。咽阶段是产生误吸的关键阶段。

（二）脑瘫

脑瘫常导致运动功能异常，吞咽障碍为脑瘫的常见表现。

（三）帕金森病

帕金森病发病机制与脑内的神经传递物质（多巴胺和乙酰胆碱）平衡失调有关。病变最常发生的部位是脑干和皮质下区的多处部位。帕金森病易伴发口咽和食管的吞咽障碍。

（四）阿尔茨海默病和其他痴呆性疾病

阿尔茨海默病又称老年痴呆，对感觉运动神经的功能，包括口咽部的吞咽功能并无明显影响。但在疾病发展至晚期时，患者出现重度感觉认知障碍，并丧失独立进食的能力时，即出现吞咽障碍。

（五）运动神经元病

当病变累及脑桥和延髓内的下运动神经元时，可致延髓性综合征，表现为吞咽障碍。

（六）格林-巴利综合征

格林-巴利综合征、中枢或周围神经的脱髓鞘疾病，可致全身无力、感觉减退，常伴发吞咽障碍。

三、临床表现

（1）常见表现：咀嚼困难、吞咽起始困难、鼻腔漏溢、流涎、唾液下咽困难，吞咽时呛咳或噎呛、咽喉梗塞等。

（2）并发症表现：脱水、营养不良、喉痉挛、支气管痉挛、吸入性肺炎、窒息等。

（3）累及食管时，可有胸部不适感、胸部食物梗阻、恶心、呕吐；咽喉部的疼痛、不适感。

四、诊断

（1）神经病史及临床表现。

（2）辅助检查：神经病学检查，血液检查，血化学分析，肌酸激酶，维生素B_{12}，甲状腺扫描，抗乙酰胆碱抗体，梅毒血清试验，Lyme病抗体增强法脑MRI扫描，肌电图，神经传导检查，重复性神经刺激检查，肌肉活检，颅底CT扫描，脑脊液检查。

五、评价

吞咽障碍的评价包括：床旁评价（临床评价）、仪器评价、量表评价。

（一）床旁评价

（1）病史及主诉。

（2）意识、姿势、认知状态、合作能力。

（3）口面检查，评估面、唇、舌、软腭、喉、咽的结构、功能、感觉及反射。

（4）记录直接进食不同黏度食物的实验结果及看到的口、咽阶段的特征。

（5）实验性吞咽：1min内至少吞咽3次体液及食物，从凉白水开始；从容易吞咽的食物开始；从1min开始；观察有无吞咽困难的表现。

（二）仪器评价

（1）视频放射学技术：电视透视检查；压力X射线摄影术；电影透视检查；闪烁显像食团分析法。

（2）纤维内镜：纤维内镜评估吞咽法（FEES）；电视内镜吞咽困难评估法（VEED）；压力计。

（3）电生理检查。

（4）其他。

（三）常用的评定量表

有临床常用吞咽功能分级标准，洼田饮水实验，洼田吞咽能力评定法，脑卒中患者神经功能缺损程度评分标准中的吞咽困难亚量表等。

1.临床常用吞咽功能分级标准

见表2-1。

表2-1 吞咽功能分级标准

1级：唾液误咽	连唾液都产生误咽，有必要进行持续的静脉营养，由于误咽难以保证患者的生命稳定性，并发症的发生率很高，不能试行直接训练
2级：食物误咽	有误咽，改变食物的形态没有效果，水和营养基本上由静脉供给，长期管理应积极进行胃造瘘，因单纯的静脉营养就可以保证患者的生命稳定性，这种情况间接训练任何时间都可以进行，但直接训练要在专门设施下进行
3级：水的误咽	有水的误咽，使用误咽防止法也不能控制，改变食物形态有一定的效果，吃饭只能吃咽下的食物，但摄取的能量不充分。多数情况下需要静脉营养，全身长期的营养管理需要考虑胃造瘘，如果能取适当的摄食咽下方法，同样可以保证水分和营养的供应，还有可能进行直接咽下训练
4级：机会误咽	用一般的方法摄食咽下有误咽，但经过调整姿势或一口量的调整和咽下代偿后可充分防止误咽。包括咽下造影没有误咽，仅有多量的咽部残留，水和营养主要经口摄取，有时吃饭需要选择调整食物，有时需要间歇性地补给静脉营养，如果用这种方法可以保持患者的营养供给就需要积极地进行咽下训练
5级：口腔问题	主要是吞咽口腔期的中度或重度障碍，需要改善咀嚼的形态，吃饭的时间延长，口腔内残留食物增多，摄食吞咽时需要他人的提示或监视，没有误咽。这种程度是吞咽训练的适应证
6级：轻度问题	摄食咽下有轻度问题，摄食时有必要改变食物的形态，如因咀嚼不充分需要吃软食，但是口腔残留的很少，不误咽
7级：正常范围	摄食咽下没有困难，没有康复医学治疗的必要

2.洼田饮水试验

见表2-2，患者端坐，喝下30ml温开水，观察所需时间和呛咳情况。

表2-2　洼田饮水试验

1级（优）	能顺利地1次将水咽下
2级（良）	分2次以上，能不呛咳地咽下
3级（中）	能1次咽下，但有呛咳
4级（可）	分2次以上咽下，但有呛咳
5级（差）	频繁呛咳，不能全部咽下

正常：1级，5s之内；可疑：1级，5 s以上或2级；异常：3～5级。日本学者洼田俊夫提出的蛙田饮水试验，分级明确清楚，操作简单，利于选择有治疗适应证的患者。但是该检查根据患者主观感觉，与临床和实验室检查结果不一致的很多，并要求患者意识清楚并能按照指令完成试验。

3.洼田吞咽能力评定法

见表2-3。

表2-3　洼田吞咽能力评定法

1级	任何条件下均有吞咽困难和不能吞咽
2级	3个条件均具备则误吸减少
3级	具备2个条件则误吸减少
4级	如选择适当食物，则基本上无误吸
5级	如注意进食方法和时间基本上无误吸
6级	吞咽正常

该表提出3种能减少误吸的条件，根据患者需要条件的多少及种类逐步分类，分为1～6级，级别越高吞咽障碍越轻，6级为正常。评定条件：帮助的人，食物种类，进食方法和时间。

4.脑卒中患者神经功能缺损程度评分标准中的吞咽困难亚量表

见表2-4。

表2-4　脑卒中患者神经功能缺损程度评分标准中的吞咽困难亚量表

0分	没有异常
1分	有一定困难，吃饭或喝水缓慢，喝水时停顿比通常次数多
2分	进食明显缓慢，避免一些食物或流食
3分	仅能吞咽一种特殊的饮食，如单一的或嚼碎的食物

4分	不能吞咽，必须用鼻饲管

六、治疗原则

（1）治疗导致吞咽障碍的原发神经性疾病。

（2）治疗伴发的食管病变和其他结构性病变。

（3）外科治疗。

（4）避免使用与口咽部吞咽障碍有关的药物。

（5）保证患者进食的安全性和健康维持营养的需要。如不能达到此标准，应考虑胃肠外管道喂饲或胃造瘘术。

七、护理

（一）主要护理问题

（1）营养失调低于机体需要量：与吞咽困难，进食少或未进食有关。

（2）有误吸危险：与吞咽时呛咳或噎呛，喉痉挛有关。

（3）有体液不足的危险；与摄入量少或呕吐脱水有关。

（二）护理目标

（1）患者生命体征平稳，无失水、电解质紊乱和酸碱失衡。

（2）能保证机体所需热量、水分、电解质的摄入。

（3）无误吸及窒息发生，无吸入性肺炎发生。

（4）患者营养状况良好。

（三）护理措施

1.经口进食护理

使用吞咽功能分级标准得出的4～7级吞咽功能患者可以经口进食。注意在进食时保持环境安静，不做任何治疗或交谈，避免分散患者的注意力而引起呛咳。在每次进食完成后饮水20～50mL，以达到冲洗口腔的目的（见表2-5）。

表2-5 经口进食护理

进食时的体位	能做起的患者取坐位，颈部微前屈。头部前屈以减少食物反流和误吸，不能坐起者取半卧位
食物的形态	①根据吞咽障碍的程度选择食物的不同形状，如糜烂状、糊状、碎状食物以及普通食物 ②同时要注意食物的色、香、味、温度要适宜
一口量	①正常成年人为不超过20mL ②摄食训练时先以少量食物送进口腔深处，用汤匙将食物送至舌根处，以利于患者吞咽 ③口腔内无残留食物后再送入食物

2.鼻饲

使用吞咽功能分级标准得出的1～3级吞咽功能患者，为了维持此类患者的基本营养需要，必须要采取鼻饲方法。发病后48h内安置胃管。

（1）胃管常规护理。

（2）喂养模式（表2-6）。

表2-6 喂养模式

给药样喂养	每日分数次，定时用注射器推注 200～250mL。由少量（100mL）开始
间歇喂养	在1h左右的时间将一瓶（500mL）营养液给患者输注，每天4次，可按通常的用餐时间进行
持续喂养	匀速滴注。开始时滴注速度较慢，40～60mL/h，6h后，检查患者的耐受性。如患者无不适，可每12～24h增加250mL，最大速度为100～125mL/L

3.康复护理

包括间接方法，直接方法，补偿性策略。

（1）间接方法

吞咽肌训练：面颊、唇等吞咽肌的功能训练；舌肌训练；咽收缩练习；喉内收训练（声带闭合训练）、屏气-发声训练；喉上抬训练、Mendelsohn方法、声门上吞咽。经皮电刺激（ES）；生物反馈方法。

喉上提训练：可改善喉入口闭合能力，扩大咽部空间，增加食管上括约肌开放的被动牵引力。患者头前伸，使颏下肌伸展2～3s，然后在颏下施加阻力，嘱患者低头，抬高舌背，即舌向上吸抵硬腭或做辅音g、k、ch的发音训练或嘱患者发"哦—啊""咿—哦"的音，通过音调变化使喉部主动运动；或患者坐位，治疗人员通过拇指和示指适当用力，引导患者的喉头部向上前方的运动，完成后嘱患者做咽下动作。

（2）直接方法（表2-7）。

表2-7 直接方法

进食体位	躯干与地面成45°或以上30°半坐位健侧卧位
进食器具	勺子、吸管、杯子
食物形态	先易后难 容易吞咽的食物特征（密度均一、有适当黏性、不易松散、通过咽及食管时容易变形、不在黏膜上残留、果冻、布丁、蛋羹、豆腐和罐头桃） 稠的食物较为安全
帮助饮食	食物应从鼻中线上提供，以便患者能嗅、看到勺子入口后，坚定地在舌前1/3向下后压，并倾出食物，然后迅速撤出立即闭合其唇下颌，使头轻屈，以利吞咽，原则上食团入口位置应利于舌的感觉与传送，只要有可能就让患者自己进食
吞咽策略	门德尔松法 声门上吞咽 诱发吞咽反射的手法：①用手指沿甲状软骨到下颌上下摩擦皮肤，通过吞咽肌群的感觉，诱发吞咽反射。②冷刺激。③用勺子挤压舌体。④吸气闭口—吐气发音（爆破状）。⑤增加食物黏度。⑥酸性食物，

（3）补偿性策略（表2-8）。

表2-8 补偿性策略

空吞咽	①每次吞咽之后反复做几次空吞咽；②防止食物在咽部聚集发生误吸

交互吞咽	每次进食吞咽后饮少量的水，既有利于刺激诱发吞咽反射，又能除去咽部残留食物
点头样吞咽	①会厌谷是容易存留食物的部位；②颈部先后屈，会厌谷变得狭小，残留食物可被挤出；③继之颈部尽量前屈，形似点头，同时做空吞咽动作，就可以除去残留食物

　　心理护理结合不同程度其他神经系统症状，患者易产生紧张、焦虑等不良情绪，让患者知道经过治疗及康复训练后，各种障碍会得到最大限度的改善，增强患者的信心，取得其合作。吞咽障碍者的治疗及康复是综合性的，需要患者、家属、护士、医生、治疗师、营养师的多方配合和共同努力才能取得满意效果。

八、特别关注

（1）吞咽障碍的评价。

（2）康复护理的直接方法。

（3）吞咽困难筛选的临床路径。

第八节　神经疾病营养风险筛查与营养支持

一、概述

　　意识障碍、认知障碍、延髓性麻痹、呕吐、胃肠功能障碍、神经源性呼吸衰竭等是神经系统疾病常见症状，而这些症状均可增加营养风险或发生营养不足，对疾病的治疗与预后、住院时间、医疗费用等都有不良影响。因此，对神经系统疾病患者做好营养支持显得尤为重要。

二、营养风险

　　营养风险是指现存的或潜在的营养和代谢状况影响疾病或手术后临床结局的风险，也可理解为现存的或潜在的营养因素导致患者出现不良临床结局的风险。2008年通过对我国15 098名住院患者营养状况调查显示，神经科有高达36.6%的患者存在营养风险。

三、卒中营养风险因素

（一）病前因素

　　卒中发病前就存在营养不良的人群。如牙齿脱落、胃肠功能减退等，卒中使营养状况进一步恶化。

（二）神经内分泌因素

　　稳定的神经内分泌功能在保持正常的机体营养代谢中起关键作用。卒中后下丘脑、垂体、脑干以及皮质功能均可能受到不同程度影响，直接影响体温调节、激素分泌、食欲、消化吸收、能量消耗及水、电解质平衡，导致营养风险产生。

（三）意识障碍和颅内压增高

意识障碍使患者不能主动进食；颅内高压引起的频繁呕吐，妨碍患者的消化吸收，同时还伴有体液丧失。

（四）吞咽障碍

30%～65%的急性卒中患者可查出吞咽困难，吞咽障碍患者导致营养成分摄入减少，甚至可引发吸入性肺炎。

（五）神经功能缺损

卒中所致的瘫痪、感觉异常、视野受损及共济失调都不同程度地影响患者进食。表现为体位不稳、操作困难、张口或闭口、咀嚼、吞咽等步骤有障碍，进食太慢或需他人协助，影响患者进食的主动性和营养物的摄取。

（六）应激状态

卒中后高度应激状态使机体呈高分解代谢，蛋白质急剧消耗，造成负氮平衡。此外，应激使胃肠道黏膜和屏障破坏，影响营养物质的消化与吸收。

（七）心理因素

患者因卒中意外的打击，工作和社会生活能力下降或丧失而导致抑郁或焦虑，会极大影响患者的食欲，使进食减少。

（八）并发疾病

感染是卒中的常见并发症。感染后消耗增加，进一步加重营养状况恶化。心、肝、肾功能的受损也从不同角度影响了卒中后的营养状况。

四、营养风险筛查

欧洲肠外肠内营养学会认为，"营养风险筛查是一个快速而简单的过程，通过营养筛查，如果发现患者存在营养风险，即可制订营养计划。如果患者存在营养风险但不能实施营养计划和不能确定患者是否存在营养风险时，需进一步进行营养评估。"常用的筛查工具如下。

（一）主观全面评定法

是ESPEN推荐的临床营养状况评估工具，通过病史与身体评估参数主观评估患者营养风险。SGA能很好地预测并发症，但是更多反映的是疾病状况，而非营养状况，并且更适合于接受过专门训练的专业人员使用，作为大医院常规营养筛查工具则不实用。

（二）微型营养评定

用于老年患者营养风险评估。MNA快速、简单、易操作，一般需要10min即可完成。

（三）营养不良通用筛查工具

主要用于蛋白质、热量营养不良及其发生风险的筛查。适用于不同医疗机构的营养风险筛查，适合不同专业人员使用。通过对BMI、体重减轻、疾病所致进食量减少3分评分得出总分，分为低风险、中等风险和高风险。

（四）营养风险筛查

NRS 2002是住院患者营养风险筛查的首选工具。NRS 2002所选取的用以反映营养风险的核心指标来源于128个临床随机对照研究。NRS 2002采用评分的方法来对营养风险加以量度。以评分≥3分作为是否存在营养不良风险的标准。将RCT按照其患者是否达到营养不良风险的标准分类，多元回归分析发现，NRS 2002评分≥3分的患者，其良性临床结局与营养支持的相关性也更高。包括4个方面内容：

（1）人体测量。

（2）近期体重变化。

（3）膳食摄入情况。

（4）疾病严重程度。

NRS 2002有很好的临床适用性，但当患者因各种原因得不到体重值或意识不清无法回答问题时，该工具的使用将受到限制。

综上所述，营养风险筛查方法虽多，但各种方法均有其特点和不足之处，在进行临床营养风险筛查时，应根据所需筛查对象的特点和筛查人员情况选择适当的筛查方法。

五、营养评价

（一）营养评价

通过对患者进行营养评价确定患者营养状态，并根据评价结果制订营养支持计划。

1.临床观察

牙齿状况、双眼或颊部凹陷、头发状况、精神状态等。

2.人体测量

体重、体重指数（BMI）、皮肠厚度、上臂中间周径。

3.功能测定

握力、肌电刺激检查、呼吸功能测定、免疫功能测定。

4.实验室检查

内脏蛋白测定、氮平衡测定。

（二）能量需求

1.总能量需求（TER）

表2–9。

表2-9　总能量需求

TER=基础代谢率（BMR）× 损伤因素 × 活动因素		
预计 BMR 的方程式	男: 66.7 + 13.75 × 体重（kg）＋身高（cm）－ 6.76 × 年龄（岁）	
	女: 65.51 + 9.56 × 体重（kg）＋身高（cm）－ 4.68 × 年龄（岁）	
损伤因素	①外科手术 1.0 ~ 1.2；②感染 1.1 ~ 1.5；③外伤 1.1 ~ 1.5；④烧伤 1.2 ~ 1.7。	
活动因素	①不运动 1.1；②常坐 1.15 ~ 1.2；③运动 1.25。	

有关应激系数：

（1）中、大手术增加10%～30%。

（2）重感染及脓毒血症增加10%～30%。

（3）复合伤增加30%～50%。

（4）大面积烧伤增加50%～100%。

2.蛋白质需要

机体对蛋白质的需要包括所有生理丢失、用于提高机体的反应功能能力、新生组织原料物质的供给。正常成人每日蛋白质需要量大概为0.75×体重（kg）。

3.脂肪需要

脂肪的供给应占人体总需要热量的30%～35%，并且其中1/3应由多不饱和脂肪酸提供。

4.碳水化合物的需要

正常情况下碳水化合物的摄入量应占总能量的50%～60%。

（三）营养支持途径

1.肠内营养

神经系统疾病患者胃肠道解剖完整并有一定功能情况下选择肠内营养。

（1）脑卒中伴吞咽困难者，发病7天内尽早开始喂养，短期（4周内）采用鼻胃管喂养，长期（4周后）采用经皮内镜下胃造口喂养。

（2）痴呆患者，早期患者加强经口营养支持，晚期鼻饲喂养，也可经皮内镜下胃造口喂养。

（3）昏迷患者，短期（4周内）采用鼻胃管喂养，长期（4周后）采用经皮内镜下胃造口喂养。

（4）其他神经系统疾病伴持续吞咽困难患者，短期（4周内）采用鼻胃管喂养，长期（4周后）采用经皮内镜下胃造口喂养。

2.肠外营养

神经系统疾病合并胃肠道器质或功能障碍患者则选择肠外营养支持。

（1）经外周静脉的肠外营养途径：

①短期肠外营养（<2周）、营养液渗透压低于1 200mmol/L者。

②中心静脉置管禁忌或不可行者。

（2）经中心静脉的肠外营养途径：肠外营养超过2周、营养液渗透压高于1 200mmol/L者。

（3）经中心静脉置管皮下埋置导管输液：肠内营养在维持肠黏膜结构和功能的完整性，减少细菌移位和肠源性感染，加速门静脉系统的血液循环，促使胃肠道激素分泌等方面具有肠外营养不可替代的作用。因此，在胃肠道解剖完整并具有一定功能的情况下尽可能使用肠内营养（表2-10）。

表2-10　肠内营养喂养模式

给药样喂养	①每日分数次，定时用注射器推注200～250mL。由少量（100mL）开始；②易发生胃潴留、腹泻等并发症；③需要较粗管径的管道，从而引起患者不适；④很难给予大量营养液。
间歇喂养	①用1h左右的时间将一瓶（500mL）营养液给患者输注，每天4次，可按通常的用餐时间进行；②间歇输注允许更自由的活动；③发生腹泻、恶心呕吐、胃潴留的风险大。
持续喂养	①匀速滴注，开始时滴注速度较慢，40～60mL/h，6h后，检查患者的耐受性。如患者无不适，可12～24h增加250mL，最大速度为100～125mL/h；②较低的胃潴留和肺误吸风险；③较少的恶心呕吐、腹泻；④更容易提供大量营养液。

六、肠内营养并发症及处理（表2-11）

表2-11　肠内营养并发症及处理

并发症	处理
腹泻和腹胀	①使用营养泵泵入营养液；②将配方稍加温；用水稀释配方；③灌注速度由慢到快，每24h更换管道；检查操作步骤（如洗手、容器消毒）；④证操作过程的卫生；⑤尽可能在瓶盖打开后立即使用，冰箱保存不超过24h；玻璃瓶悬挂最多8h，灭菌瓶24h。
便秘	①应用含纤维配方；②及时补充水分；③适度增加运动；④必要时给予通便药物，低压灌肠或其他排便措施。
胃潴留	①头部抬高，定时检查胃潴留量；②放置空肠管，考虑胃或空肠造口术；③灌注速度由低到高；④胃动力药，如甲氧氯普胺、红霉素等；⑤如>150mL，停止输入2～8h，然后在减慢速度或稀释下恢复。
误吸	①床头抬高30°～45°；②输入前及输入中应检查营养管位置；③误吸后，迅速将患者头转向一侧，立即清除口腔、咽喉及气管内异物，随后对症处理。
恶心、呕吐	①速度由低到高；②改用无乳糖配方；③尽可能用整蛋白配方；④用低脂配方。
消化道出血	①在用保护胃黏膜药的同时，改变喂养方式；②出血量<100mL，继续肠内喂养，但须减慢速度（30～50mL/h），并加强监测；③出血量>100mL，立即停止肠内营养液输注。

七、特别关注前沿进展

在肠内营养支持中，对营养液输注速度的控制是一个非常重要的问题。研究证据支持下述的推荐意见：

（1）对接受2～3周及3周以上肠内营养支持或长期（6个月或更长）采用PEG进行肠内营养的患者，推荐使用输注泵辅助的肠内营养（八级推荐）。

（2）对危重症患者、大手术后患者在刚开始接受肠内营养时，推荐使用肠内营养输注泵（A级推荐）。

（3）对血糖波动较大的患者（高渗非酮症性昏迷或低血糖反应及其他严重的代谢性并发症），推荐使用肠内营养输注泵（八级推荐）。

（4）对老年卧床患者进行肠内营养时，推荐使用肠内营养输注泵（B级推荐）。

（5）对输入肠内营养液的"速度"较为敏感的患者（O级推荐）。

（6）下边情况均推荐使用肠内营养输注泵：包括当肠内营养液黏度较高时（如高能量密度的肠内营养液）；进行直接的十二指肠或空肠喂养时；当喂养强调以准确时间为基础（在限定的准确时间内完成输注）时（如为避免潜在的药物和营养素的相互作用）；为避免在短时间内输注大剂量、高渗透压的营养液时；进行家庭肠内营养支持时（D级推荐）。

八、知识拓展

（一）重症患者的营养支持

危重学会和美国肠外肠内营养学会在2009指南中对成人危重患者营养支持治疗的实施与评估指南建议内容共有12个方面：

（1）初始肠内喂饲

①对不能主动进食的危重患者，应启动肠内形式的营养支持治疗（C级）。

②对于需要营养支持治疗的危重患者，肠内是优先于肠外营养的喂饲途径（B级）。

③应在入住后24～48h内开始早期肠内喂饲（C级）。

④应逐渐增加喂饲量，随后48～72h内达到喂饲目标（E级）。

（2）何时用肠外营养（PN）。

（3）肠内喂饲剂量–能量，容许性低热量营养。

（4）监测耐受性及是否足量。

（5）选择恰当的肠内营养（EN）配方。

（6）辅助治疗。

（7）PN指征及效果最大化。

（8）肺衰竭。

（9）肾衰竭。

（10）肝衰竭。

（11）急性胰腺炎。

（12）临终状态的营养治疗。

（二）关于肠内营养给予原则

新世纪后的临床营养经验是，EN不仅仅提供营养底物，更重要的是保护胃肠免疫屏障，即使最少量的EN，也能够维持肠道完整性，而且越早使用EN（早期EN）以及免疫营养、药理营养的概念和技术发展，不断创造临床奇迹。

如果肠道功能正常就应该使用肠道，如果有一段肠道功能正常，就利用这一段肠道；如果肠道有一部分消化功能，就利用这一部分消化功能；如果一段肠道有部分功能，也要使用这一段有部分功能的肠道。尽可能实施早期EN（48~72h）。无法应用EN，应用PN1周以后。EN受限时，二者结合应用，尽早达到营养目标。根据患者的具体情况选择个体化的EN治疗。

（三）肠外营养素

氨基酸是机体合成蛋白质及其他生物活性物质的底物。其中8种氨基酸人体自身无法合成，必须由体外补充。因此，每天必须补充一定量的外源性氮。健康成人的氨基酸基本需要量是0.8~1g/（kg·d），但在严重分解代谢、明显的蛋白质丢失或重度营养不良时需要增加补充量。此外，在有些特殊情况下，一些氨基酸成为条件必需氨基酸（精氨酸、谷氨酰胺、组氨酸、半胱氨酸）。目前市场上有不同浓度、不同配方的氨基酸溶液。市售的成人"平衡"氨基酸溶液中含13~20种氨基酸，包括所有必需氨基酸。目前缺乏有效证据确定最佳氨基酸组成配方。尽管如此，由于需要肠外营养支持的患者无法通过其他途径获得必需氨基酸用于机体功能性蛋白的合成，以维持生命功能。因此，如果没有特殊代谢限制的话，应尽可能选用所含氨基酸种类完整的平衡氨基酸溶液，以补充必需氨基酸。谷氨酰胺是人体内最丰富的氨基酸，约占全身游离总氨基酸的60%。2002年Nova等发表的对谷氨酰胺的临床有效性系统评价，提示对外科和重症患者的结局有改善。

脂肪乳是肠外营养时机体的能量来源之一。从20世纪60年代开始，近50年以来，从最初的长链脂肪乳到最近出现的鱼油脂肪乳，已经有多种类型的制剂在国内使用。除供能外，脂肪乳尚可提供必需脂肪酸。20世纪90年代以前，对于肠外营养中是否必须包含脂肪乳尚存在一定争议。2001年美国胃肠病学会下设的临床实践与实用经济学委员会对肠外营养应用做了系统评价。该研究采用Meta分析法，比较了PN中是否含有脂肪乳对患者围手术期并发症的影响。合并41个随机对照研究后发现，使用含脂肪乳的PN，患者术后并发症的发生率明显降低，绝对风险差为-7%。2001年以后的随机对照研究也一再证实了20世纪90年代中后期的脂肪乳安全性研究的结论，并进一步探讨了应用脂肪乳对急性呼吸窘迫综合征、脓毒症等危重症的影响。其中2003年Garcia-de-Lorenzo等的RCT在90例创伤和脓毒症患者对20%及30%两种不同浓度的长链脂肪乳进行了安全性评价。结果表明，两类危重症患者对这两种浓度的长链脂肪乳均能很好耐受。由于30%浓度的脂肪乳中磷脂/三酰甘油比例较低，其乳糜微粒的水解较安全，因此较之20%浓度的脂肪乳对患者脂肪代谢的扰乱更少，输注后患者血胆固醇、三酰甘油水平也相对稳定。

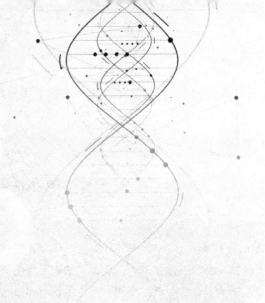

第三章　神经内科患者的护理

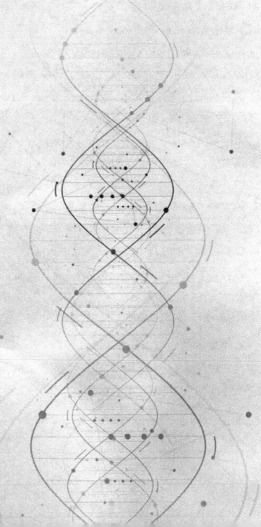

第一节　缺血性脑卒中

缺血性脑卒中（CVA）又称脑梗死（CI），包括脑血栓形成、腔隙性脑梗死和脑栓塞等，是指因脑部血液循环障碍，缺血、缺氧所致的局限性脑组织的缺血性坏死或软化。脑梗死发病率为110/10万，占全部脑卒中的60%～80%。按解剖部位分型可分为4型：全前循环梗死、部分前循环梗死、后循环梗死和腔隙性梗死。

一、病因及发病机制

（一）血管壁病变

动脉粥样硬化、动脉炎、发育异常（先天性脑动脉瘤、脑动静脉畸形）、外伤等。其中以动脉粥样硬化最多见。

（二）血液流变学异常及血液成分改变

①血液黏滞度增高，如高脂血症、高糖血症、高蛋白血症、白血病、红细胞增多症等。②凝血机制异常，如血小板减少性紫癜、血友病、应用抗凝剂、DIC等。此外，妊娠、产后及术后也可出现高凝状态。

（三）血流动力学改变

如高血压、低血压以及心功能障碍等。

（四）其他

如颈椎病、肿瘤等压迫邻近的大血管、影响供血颅外形成的各种栓子（如空气、脂肪、肿瘤等）引起脑栓塞。在颅内血管病变的基础上，如动脉内膜损坏破裂或溃疡，在睡眠、失水、心律失常时，出现血压下降、血流缓慢，胆固醇易于沉积在内膜下层，引起血管壁脂肪透明变性、纤维增生、动脉变硬、迂曲、管壁厚薄不均，血小板及纤维素等黏附、聚集、沉着形成血栓。血栓逐渐扩大，使动脉管腔变狭窄，最终引起动脉完全闭塞，血流受阻或中断，受累血管供应区的脑组织出现缺血、水肿、坏死。

二、临床表现

常在安静状态下或睡眠中起病，约1/3患者的前驱症状表现为反复出现CVA。根据血栓形成部位的不同，出现相应的症状和体征。

（一）颈内动脉系统（前循环）脑梗死

1.颈内动脉血栓形成

对侧偏瘫、偏身感觉障碍、双眼对侧同向性偏盲，优势半球受累可出现失语。当眼的动脉受累时，可有单眼一过性失明，偶尔成为永久性视力丧失。颈部触诊发现颈内动脉搏动减弱或消失，听诊可闻及血管杂音。

2.大脑中动脉血栓形成

主干闭塞可出现对侧偏瘫、偏身感觉障碍和同向性偏盲，可伴有双眼向病灶侧凝视，患者多有不同程度的意识障碍，脑水肿严重时可导致脑疝形成，甚至死亡。

3.大脑前动脉血栓形成

大脑前动脉近段阻塞时可无症状。远段闭塞时，对侧偏瘫，下肢重于上肢，有轻度感觉障碍，主侧半球病变可有失语，可伴有尿失禁及对侧强握反射等。也可出现淡漠、欣快等精神症状，双下肢瘫痪等。

（二）椎-基底动脉系统（后循环）脑梗死

1.大脑后动脉血栓形成

主干闭塞表现为对侧偏盲、偏瘫及偏身感觉障碍，伴有失读，可伴有视幻觉、视物变形和视觉失认、失读及命名性失语等症状。深穿支闭塞表现为：对侧偏身感觉障碍，以深感觉障碍为主，自发性疼痛、感觉过度、轻偏瘫、共济失调、舞蹈-手足徐动症等。

2.椎动脉血栓形成

眩晕、恶心、呕吐和眼球震颤、声音嘶哑、吞咽困难及饮水呛咳、小脑性共济失调、交叉性感觉障碍等。

3.基底动脉血栓形成

主干闭塞表现为眩晕、恶心、呕吐及眼球震颤、构音障碍、吞咽困难及共济失调等，病情进展迅速而出现延髓型麻痹、四肢瘫痪、昏迷，并导致死亡。基底动脉分支的闭塞会引起脑干和小脑的梗死。常见以下各种临床综合征：脑桥腹外侧综合征、闭锁综合征、基底动脉尖综合征。

三、治疗原则

（一）急性期治疗

要重视超早期（<6h）和急性期的处理，注意对患者进行整体化综合治疗和个体化治疗相结合。针对不同病情、不同发病时间及不同病因，采取有针对性的措施，这些措施通过两个途径实现，即溶解血栓和脑保护治疗。

1.一般治疗

包括卧床休息、调控血压、控制血糖及做好各种并发症的处理。

2.溶栓治疗

通过溶解血栓，使闭塞的脑动脉再通，恢复梗死区的血液供应，防止缺血脑组织发生不可逆性损伤。溶栓治疗的时机是影响疗效的关键。常用药物如尿激酶等，但须严格掌握好适应证、禁忌证，预防并发症发生。

3.抗凝治疗

阻止血栓的进展，防止脑卒中复发，并预防脑梗死患者发生深静脉血栓形成和肺栓塞。常用药物有肝素、低分子肝素、华法林等。

4.降纤治疗

降解纤维蛋白原，增加纤溶系统的活性，抑制血栓形成。常用药物有巴曲酶、降纤酶等。

5.抗血小板聚集治疗

在发病早期给予抗血小板聚集药物阿司匹林，可降低卒中的复发率，改善患者的预后。

6.脑保护治疗

使用神经保护剂及亚低温治疗等降低脑耗氧量。

7.降颅压治疗

积极控制脑水肿预防脑疝发生。

8.其他

采用扩容或中医中药治疗、介入治疗等。

9.设立脑卒中绿色通道和卒中单元

脑卒中的绿色通道包括医院24h内均能进行头部CT及MRI检查，与凝血化验有关的检查可在30min内完成并回报结果，诊疗费用的保证等，尽量为急性期的溶栓及神经保护治疗赢得时间。卒中单元是脑血管病管理模式，指在卒中病房内，由神经专科医生、物理治疗师、语言康复师、心理治疗师及专业护理人员等组成，对患者进行药物治疗、肢体康复、语言训练、心理康复和健康教育等全面治疗。

（二）恢复期治疗

康复治疗应尽早进行，只要患者意识清楚、生命体征平稳、病情不再进展，48h后即可进行，康复应与治疗同时进行。做好脑血管病的二级预防，降低脑卒中复发的危险性。

四、护理

（一）院前急救

（1）发生脑卒中时需启动急救医疗服务体系，使患者得到快速救治，并能在关键的时间窗内获得有益的治疗。脑卒中处理的要点按"7D"原则：检诊，派送，转运，收入急诊，资料，决策，药物。前3个"D"是基本生命支持阶段，后4个"D"是进入医院脑卒中救护急诊绿色通道流程。

（2）脑卒中紧急救护中护理人员的作用

①分诊护士职责：鉴别各种脑血管病常见症状、体征，并加以识别。当出现意识障碍、呼吸循环障碍、脑疝等危及生命的情况时，迅速通知医师，并配合责任护士做好监测。

②责任护士职责：生命体征监测；开辟静脉通道，留置套管针；采集血标本，血常规、血生化血糖、电解质、肝肾功能、凝血4项，为患者行辅助检查时给予协助，协助、指引患者办理入院。

（二）严密观察病情，及时抢救处理

1.病情观察

观察患者意识状态、瞳孔、生命体征及伴随症状如有无头痛、恶心、喷射性呕吐、瘫痪等的进展和改变，及时遵医嘱给予吸氧、心电监护。准备好急救物品及药品，当出现脑疝表现时要及时处理，给予脱水药物，配合医生积极抢救。完善护理记录。

2.保持呼吸道通畅

对有意识障碍的患者应采取侧卧位或平卧头偏向一侧，以利口腔、气道分泌物及呕吐物的引流。如呼吸道有分泌物应立即吸出，避免引起误吸、窒息，注意有无呼吸障碍、发绀及气道分泌物增加等现象。必要时协助医师插管或气管切开，使用呼吸器辅助呼吸，应用口咽气道管置于口腔喉部预防舌后坠，定时翻身、叩背、雾化吸入以利排痰。注意痰液的性质、颜色和量，并做好记录。

3.做好安全防护

对意识障碍或肢体瘫痪的患者及时加放床挡，身边随时留人，预防坠床、碰伤。

（三）用药护理

1.溶栓药物护理

（1）静脉溶栓：遵医嘱泵入尿激酶，在15～30min内泵完，输注过程中观察患者意识、肌力、语言变化，输注完毕做好记录，急查化验记录抽血、结果回报时间，及时告知医生。注意患者主诉，观察患者有无黏膜、消化道出血情况、有无血尿，牙龈有无出血等，做好交接班。如有并发症，应积极处理。

（2）动脉溶栓：除上述护理外同DSA术后护理。

2.抗凝药物护理

严格把握药物剂量，密切观察患者意识和血压变化，定期评估患者神经功能情况，监测出凝血时间，观察皮肤、黏膜有无出血、消化道出血情况、有无血尿，牙龈有无出血，皮肤青紫瘀斑情况。做好用药前的告知宣教工作，及时签知情同意书，并做好护理记录与观察。

3.扩血管药物护理

应用钙通道拮抗药时因有明显的扩血管、松弛血管平滑肌作用，使脑血流量增加，患者会出现头部胀痛、颜面发红、血压降低等，应监测血压变化，注意滴速，出现不适及时通知医生。

4.应用脱水药物的护理

输入前应检查甘露醇性质、外观，有无结晶、絮状物。要求甘露醇250mL液量宜在20min内滴入，应保证速度以达效果。还要观察患者有无甘露醇过敏情况，甘露醇过敏反应很少见，偶尔有致哮喘、皮疹，甚至死亡。对于脑血管疾病伴心功能不全者用甘露醇应慎重，以免因输入过快或血容量增加而诱发心力衰竭，必要时遵医嘱给予输液泵控制速度，输入过程中应注意患者主诉并注意观察皮肤情况。避免药物外渗致局部红肿起水疱，甚至组织坏死，如不慎造成外渗，立即更换穿刺部位，外渗处粘贴水胶体敷料或泡沫敷料，效果良好，如发现静脉炎可用增加型透明贴膜外敷或硫酸镁外敷，输入后监测水、电解质变化，应定期观察并及时调整；肾功能损害表现为用药期间出现血尿、少尿、无尿、蛋白尿、尿素氮升高等，对原有肾功能损害者应慎用。必须用时，用药期间密切监测肾功能并及时处理。一旦出现急性肾功能衰竭，应首选血液透析。

（四）保证营养摄入，注意鼻饲安全

1.定期评价吞咽障碍的程度

应观察患者是否能经口进食，进食不同黏度食物的吞咽情况，饮水时有无呛咳，以及采用不同姿势技巧时的吞咽、进食效果，评估有无营养障碍。

2.饮食护理

鼓励能吞咽的患者经口进食，选择高蛋白、高维生素食物，选择软食、半流或流质食物，避免粗糙、干硬、辛辣食物。应少量多餐，充分咀嚼，及时清理口腔，避免食物残留于口内而引发口腔感染。有义齿者尤应注意。

3.肠内营养支持

对于吞咽困难的患者，为减少呛咳误吸的发生，应尽早应用鼻饲。鼻饲过程中需要注意鼻饲的速度和每次鼻饲量。随时评价患者的胃肠功能，如是否有呕吐、腹胀、排便、排气及肠鸣音异常。如发生应急性溃疡出血量在50mL以上者，遵医嘱应暂时禁食。

（1）肠内营养原则：浓度从低到高、剂量从少到多、速度从慢到快。

（2）鼻饲喂养方法：营养剂分次注食器推注，每次250～400mL，每日4～6次，间歇重力滴注，营养剂置于容器内通过输液管重力滴注，每次250～400mL，每分钟30mL，每日4～6次，将营养液均匀泵入，每日1次，持续12～24h，该方法适合肠动力差的患者。

（五）偏瘫肢体护理

1.卧位时肢体摆放

（1）患侧卧位：患侧在下方，上肢前伸，与躯干角度不小于90°，前臂旋后，腕被动背伸，下肢屈曲，髋屈曲小于30°，膝屈曲小于80°。健侧在上方，上肢应放在身上，不可放在身前以避免影响患肢恢复；下肢髋、膝屈曲并用软枕支撑。后背用软垫牢固支撑。

（2）健侧卧位：健侧在下方，上肢以舒适为宜，下肢膝关节、臀部伸直。患侧在上方，患侧上肢放在胸前并由软枕支撑，肩关节屈曲90°，肩胛骨前伸，肘关节伸直，患侧下肢向前稍屈髋、屈膝，并用枕头支撑。

（3）仰卧位：易引发痉挛模式应尽少采用。

2.日常生活护理

用提醒、示范等方法让患者注意患侧，将闹钟、手机等放在患侧，工作人员在与患者交谈或做操作时要站在患者的患侧，增加患者对患侧的关心和注意。患者在工作人员指导下循序渐进进行功能锻炼。

3.触摸患侧肢体

每天经常触摸患侧的肢体，让患者判断触及部位，在患者的注意用健侧手、粗糙的毛巾、毛刷或震动的按摩器摩擦患侧肢体，增加患侧肢体的感觉输入。告知家属或陪护人员，请他们在日常生活中经常提醒患者，提高对患侧的注意力。

4.约束肢体

当患者烦躁时应遵医嘱对健侧肢体适当约束，以免自残或拔除管道。为患者翻身时避免拉拽患侧上肢，以免造成肩关节脱位或加重脱位。

（六）语言沟通障碍的护理

1.手势提示法

与患者共同约定手势意图，如伸大拇指表示排便，伸小指表示排尿等。除偏瘫或双侧肢体瘫痪、听力障碍患者不能应用外，其他失语均可应用。

2.实物图片法

利用一些实物图片进行简单的沟通交流以满足生活需要，解决实际困难。利用常用物品如茶杯、彩图、碗、人头像、病床等，反复教患者，茶杯表示要喝水、人头像表示头痛、病床表示翻身。此种方法最适合听力障碍患者的交流。

3.写字板的应用

能够书写的患者，使用写字板书写与患者沟通。

4.积极与患者沟通了解需求

使用鼓励及安慰性语言，及时满足患者需要，帮助其树立信心，配合治疗与护理，及早康复。

（七）预防并发症

1.预防肺部感染

（1）正确鼻饲，预防误吸及相关性肺炎的发生。吞咽障碍者备好负压吸引器。

（2）保持呼吸道通畅，促进痰液排出，可使用叩背机叩背；有效吸痰，做超声雾化吸入治疗。

（3）维持肺部功能，如床上肢体被动运动操、定时翻身、咳嗽锻炼，并鼓励清醒患者充分深呼吸。在病情允许情况下患者应取半卧位或床头抬高30°以上。

（4）做好有关器具的消毒，预防交叉感染。如患者吸氧使用的氧气湿化瓶和管道、超声雾化装置及与呼吸系统吸入性治疗有关的一切器具，均应严格消毒后方能使用护理人员注意手的消毒。

（5）有发热的患者，给予降温护理。

2.预防泌尿系统感染

对于尿失禁患者注意保持床单位清洁干燥，及时清洁会阴，对于尿潴留患者应先用物理性刺激诱导排尿，无效时留置导尿，每日清洁尿道口，并夹闭尿管2~4h放尿一次，训练膀胱功能。定时更换尿管，观察尿液颜色、量、性质。

3.预防压疮

脑血管病患者肌力的减弱或消失，均会出现完全性瘫痪（肌力丧失）和不完全性瘫痪（肌力减弱），因此预防压疮是护理的重点。按照Braden评分标准，根据患者病情进行定期评定，做到勤翻身、勤擦洗、勤整理、勤按摩。严重偏瘫患者使用气垫床，对于排便失禁患者保持床单位清洁、平整、干燥，及时清理大小便，会阴部使用护肤膜防止浸渍、破溃的发生。护理患者时动作轻柔，防止牵拉，并注意管路情况，防止脱管发生。感觉障碍者禁用热水袋以免烫伤。

4.预防深静脉血栓

长期卧床患者，在护理中应帮助患者减少形成静脉血栓的危险因素，如下肢抬高20°~30°，下肢远端高于近端。另外，肢体瘫痪最有效的方法是增加患者的活动量，鼓励患者深呼吸、咳嗽、早期下床活动，并督促患者运动。对于病情稳定的患者，及早进行床边康复训练，配合康复师为患者进行自主、被动的活动，防止痉挛萎缩及下肢血栓形成。

（八）心理护理

通过用图片、讲解等方法让患者了解疾病常见的原因、病理生理过程、临床表现、治疗方法及其预后，提高对疾病的认识，消除恐惧心理，提高自信心，克服自卑感，帮助患者正确体验情绪。让患者诉说各种不适和烦恼，充分了解患者的病情及生活背景。在建立良好的医患关系基础上，给予同情、安慰，动员和指导家人及朋友在各个方面关心、支持、帮助患者，使其功能得到最大限度的恢复，并运用自理理论，指导患者在现有状态下建立自理能力。

第二节　高血压性脑出血

一、概述

（一）定义

高血压性脑出血，是由于血压高而引起的脑实质内出血，是最常见的急性脑局部血液循环障碍性疾病之一，主要表现为急性或亚急性脑损害症状，以突然出现意识和肢体瘫痪为常见症状，病死率高。幸免于难的大多留有不同程度的后遗症。

（二）病理生理

高血压病常导致脑底的小动脉发生病理性变化，突出的表现是在这些小动脉的管壁上发生玻璃样或纤维样变性和局灶性出血、缺血和坏死，削弱了血管壁的强度，出现局限性的扩张，并可形成微小动脉瘤。高血压性脑出血即是在这样的病理基础上，因情绪激动、过度脑力与体力劳动或其他因素引起血压剧烈升高，导致已病变的脑血管破裂出血所致，其中豆纹动脉破裂最为多见，其他依次为丘脑穿通动脉、丘脑膝状动脉和脉络丛后内动脉等。有时血肿扩大可破入脑室内，但一般不会穿破大脑皮层引起蛛网膜下腔出血。病理方面，血肿造成周围脑组织受压、缺血、脑梗死、坏死、同时伴以严重脑水肿，易由此发生急剧的颅内压增高与脑疝。

二、临床表现

临床特点为突然出现剧烈头痛，并且多伴有躁动、嗜睡或昏迷。血肿对侧出现偏瘫、瞳孔的变化，早期两侧瞳孔缩小，当血肿扩大，脑水肿加重，遂出现颅内压增高，引起血肿侧瞳孔散大，对光反应消失等脑疝危象，出现呼吸障碍，脉搏减慢，血压升高。随后即转为中枢性衰竭。出血前多无预兆，50%的患者出现头痛并很剧烈，常见呕吐、出血后血压明显升高。临床症状常在数分钟至数小时达到高峰，临床症状及体征因出血部位及出血量不同而异，基底节、丘脑与内囊出血引起轻偏瘫是常见的早期症状；约10%的病例出现痫性发作，常为局灶性；重症者迅速转入意识模糊或昏迷。

三、治疗

目前对高血压性脑出血的外科治疗尚有争议，应根据患者的全身情况，血肿的部位、大小及病情的演变等进行具体分析。

（一）非手术治疗

包括绝对卧床、镇静与稳定血压，应用脱水药、止血药，保持水、电解质平衡，支持疗法，并注意保持呼吸道通畅。昏迷患者应细致护理，及时防治肺炎、胃出血等并发症，术后仍需内科方面的治疗。

（二）手术治疗

血肿较大时，内囊区血肿体积达到20mL以上，及时开颅手术或行脑立体定向手术清除血肿，常有助于解除脑受压，促进恢复。脑立体定向血肿吸除术定位精确，手术损伤小，尤其适应于脑深部或重要功能区的血肿清除。起病特急，短时间内病情急趋恶化，患者已呈昏迷、去脑强直状态者，手术治疗有时也难以取得效果。

手术方法：

（1）开颅清除血肿：创伤较大，但血肿清除较彻底。

（2）穿刺吸除血肿：创伤小，操作简便，但血肿清除不彻底。

（3）神经内镜清除血肿：由于其具有微创特点，应用范围日益扩大。高血压脑出血无论脑室或脑实质内出血均可采用，除可满意清除出血，还可通过电凝或激光止血。

（4）脑室穿刺外引流：适应证主要是针对脑室内出血。当中线结构（如脑桥、小脑蚓部）出血影响脑脊液循环，出现脑积水时，外引流也可用来缓解颅压，作为对出血的一种姑息疗法。脑室外引流穿刺部位多选在一侧或双侧额角，对出血病例可合并应用纤溶剂；行双侧引流时还可进行冲洗。

四、护理

（一）非手术患者护理

1.入院护理

接住院处或急诊室通知，根据病情准备各种所需物品，危重患者应做好急救准备工作。

2.卧床休息保持安静

为了使脑出血的患者保持情绪稳定，应保持病室的安静，集中治疗护理的时间，让其卧床休息，减少不必要的活动。保证患者充足的睡眠，减少不必要的探视和不良刺激，一方面有利于血压的稳定防止再出血；另外，也可以降低脑的代谢和脑需氧量，减少机体的耗氧。

3.卧位

抬高床头15°～30°，有利于颅内静脉回流，改善脑供血，缓解脑水肿、脑缺氧，从而降低颅内压。休克患者取中凹位（下肢和躯干各抬高20°～30°）或平卧位，以利于回心血量增加，改善脑血流。昏迷伴呕吐患者宜取侧卧位或侧俯卧位，以利于呼吸道分泌物排出，防止误吸。

（二）病情观察

1.意识

意识是大脑皮质和脑干网状结构功能的反映，脑出血患者随症状增加或减轻，会引起意识的改变。在观察意识的同时必须先清楚地知道意识的分类及相关的概念，一般将意识分为：

（1）清醒：是指对外界刺激反应正常，各种生理反射存在，能正确回答问题。

（2）嗜睡：是指在足够的睡眠时间以外，仍处于昏睡状态，对周围事物淡漠，对环境识别能力较差，各种生理反射存在，但较迟钝，对物理刺激有反应，唤醒后可以正确回答问题，但合作欠佳。

（3）朦胧：是指患者轻度意识障碍，定向力降低，对外界刺激反应迟钝。瞳孔角膜及吞咽反射存在，轻度烦躁，呼之能应，不能正确回答问题。

（4）昏迷：是指患者意识完全丧失，运动、感觉和反射障碍，不能被任何刺激唤醒，昏迷分为3度：轻度、中度、重度。轻度昏迷：意识迟钝，反复呼唤偶尔能应，但不能正确回答问题，对强烈疼痛刺激有逃避动作，深、浅反射存在。中度昏迷：意识丧失，常有躁动，强烈疼痛刺激反应迟钝，浅反射消失，深反射减退或消失，角膜和吞咽反射尚存。重度昏迷：对外界一切刺激均无反应。在观察中出现：由昏迷状态转入躁动，如抓伤口、拔导尿管等动作，能遵医嘱举手、睁眼等，均表示病情在好转，反之说明病情在加重。按Glasgow昏迷评分法，从睁眼、言语、运动等三方面反应来判断意识状态。总分15分，最低3分，凡总分15分者，即为昏迷。14～12分为轻度昏迷，11～9分为中度昏迷，8～4分为重度昏迷，且预后极差，3分以下罕有生存者。

2.瞳孔

观察双侧瞳孔的对光反射，瞳孔的大小、对称性等圆情况。正常的观察瞳孔的方法为：将手电光源照在眉心，迅速移向瞳孔，并迅速移开，然后用同样的方法照射对侧。一侧瞳孔散大，对光反应迟钝或消失，对侧肢体瘫痪、意识障碍，提示脑受压或脑疝早期。双侧瞳孔大小多变、不等圆、对光反应差伴病理性呼吸，多为脑干受损。双侧瞳孔散大，对光反应消失伴病理性呼吸或去脑强直时，即为脑疝晚期或脑干缺氧表现，病情十分危急，应立即报告医生。瞳孔改变对判断病情及时发现颅内压增高危象出现小脑膜切迹疝是非常重要的。

3.生命体征的观察

包括体温、脉搏、呼吸、血压。生命体征的变化可以反映患者病情的变化。

（1）体温：观察体温高低及热型，常见的为中枢性高热，体温常突然升高达40℃，甚至42℃，且无炎症及中毒表现，全身皮肤发烫而无汗，使用解热剂无效，常为丘脑下部及中脑的病变，不规则热，体温正常后又突然升高，且体温变化不规则，持续时间不定，常为颅内或伤口感染。如体温降低，四肢厥冷，说明有休克的可能或丘脑下部严重受损。

（2）脉搏：观察频率、节律和强弱。伤后脉搏缓慢而有力，提示颅内压增高，应警惕颅内血肿或脑疝早期。脉搏增快、心跳减慢，提示脑干功能衰竭。

（3）呼吸：观察呼吸频率、节律、幅度、方式。呼吸增快预示有感染或缺氧，脑疝早期呼吸浅而慢，中期呼吸减慢不规则或出现叹息样呼吸，说明病情加重。颅内压继续增高、脑疝晚期时，可使呼吸突然停止，故应密切观察。

（4）血压：密切观察血压的情况，血压持续升高显示有再次出血的可能。脑疝初期、中期血压短暂升高，而到了晚期可因生命中枢衰竭而血压下降。另外，在对生命体征观察及测量时特别要注意测定的次序，应先测呼吸，后测脉率，最后测血压，目的是避免因刺激引起躁动而影响测定数据的正确性，进而影响病情的观察。对危重患者根据病情监测心电图、呼吸、血压、体温，发现异常应立即报告医生。

4.头痛、呕吐、视力障碍

为颅内压增高常见的3项重要症状，当患者头痛加剧并伴有躁动时，常由于颅内压增高所致，要提高警惕，密切观察瞳孔，防止脑疝发生。

5.肢体活动情况的观察

观察肢体活动障碍的时间、部位，是反复发作还是进行性的。如果是进行性的瘫痪加重说明病情也在加重。如发现一侧肢体活动障碍时，往往表示颅内占位病变增大或小脑膜切迹疝的一个症状。

（三）保持呼吸道通畅

对意识不清的患者，采侧卧及头部抬高的姿势，及时去除口腔及呼吸道的分泌物、呕吐物等，分泌物多时及时吸痰。舌后坠患者应放置通气管，并将头部轻度过伸位，以改善呼吸道通气情况。翻身、叩背每2h一次，雾化吸入每4h一次，以利于痰液排出。若患者呼吸困难，则呼吸机协助使用，按使用呼吸机护理常规。气管切开者，按气管切开护理常规。对严重颅内压增高者，吸痰时更应注意，勿使呛咳过剧而增加颅内压力。若患者意识清醒，鼓励深呼吸与咳嗽。

（四）高热护理

腋温超过38.5℃时，按高热护理常规。

（五）严格做好基础护理，防止各种并发症

1.口腔护理

对神志清楚、生活不能自理者要协助其漱口及刷牙保持口腔清洁干燥。昏迷患者经常张口呼吸，口腔内黏膜干燥，与口腔内的分泌物、痰液结成痰痂，一方面会阻塞呼吸道，另一方面导致细菌生长，而引起口腔内的炎症。同时细菌也可随唾液进入气管、肺引起肺部感染，认真做好口腔护理是防止并发症发生的关键。做口腔护理前需观察口腔内有无真菌的生长，有无溃疡。有真菌生长时可用2%碳酸氢钠漱口或用制霉菌素。对长期使用抗生素患者要观察口腔黏膜上有无真菌斑，并及时通知医生。口腔护理的次数为每日2次，若口腔分泌物多，口腔有异味者3～4次/d。操作时要做到干净。对张口呼吸者，可用生理盐水纱布盖住嘴巴，防止口腔内干燥。口唇干裂者可用液状石蜡进行保护。

2.角膜护理

对昏迷患者应做好角膜护理，可涂抗生素眼膏或凡士林纱布盖于眼上，每日定时以抗生素眼液滴眼。

3.泌尿系护理

有尿潴留或尿失禁者，可给予留置导尿，妥善固定导尿管，保持导尿管的通畅，防止扭曲受压。尿袋勿高于膀胱的位置，以防止尿液反流造成感染。保持会阴部的清洁，用0.5%碘伏擦洗会阴每日2次，每日更换引流袋，注意无菌操作。正确记录及观察尿液的色、质、量，观察有无絮状物或浑浊，必要时可用0.02%呋喃西林进行膀胱冲洗，每日1～2次。每周更换导尿管，更换时注意无菌操作。对长期留置导尿管者拔管前要注意锻炼膀胱的功能，可采用夹管定时排尿，一般4h放1次，补液者可酌情缩短时间，待患者有排尿感后方能拔管。尿失禁男患者也可用尿壶或用阴茎套，套口剪一孔下接皮管，尿液由皮管流入盛尿袋内，此法须经常清洗阴茎及套，保持干燥，否则容易引起阴茎溃疡。女患者可用尿布。

4.皮肤护理

每日做好晨晚间护理，昏迷、瘫痪患者皮肤护理很重要，最易发生的是压疮，做好皮肤的护理预防压疮是关系到患者恢复健康及延续生命的重要一环。要每2h翻身1次，用气垫床者可延长至每4h翻身1次，翻身时动作要轻，凡骨突部位可分别使用气圈或棉圈以防止受压，一般臀部置气圈，气圈内灌2/3气，气圈外用套圈袋，不使气圈直接接触皮肤。要保持患者皮肤清洁、干燥，每周擦澡1～2次，对大、小便失禁的患者要注意及时更换尿湿的衣服被褥，要注意常用温水擦洗受浸渍部位，同时用50%的乙醇按摩受压部位，并用扑粉均匀地扑于易潮湿受压部位。保持床单平整、干燥，使用的便盆不要有破口处，为了做好预防工作，护理人员必须经常检查并严格执行床头交接班制度，以便及时发现有无红肿破皮等，一旦发生压疮就要及时治疗。昏迷、瘫痪患者肢体有感觉障碍，故不宜用热水袋，否则容易引起烫伤，洗手洗脚时要注意水的温度不宜过高，因同样的水温对健侧可安然无恙，而对患侧可能引起烫伤。

5.肠道护理

高血压脑出血患者一旦排便用力，会引起再次脑出血。昏迷、瘫痪患者由于长期卧床，肠蠕动差，再加上腹肌无力，排便困难以致大便干燥、秘结，因此需保持大便通畅。必须保证1～3d大便1次，首先可用润肠药物，如液状石蜡、双醋酚丁、中药麻仁滋脾丸等。每晚少量用药，若用药量较大可引起腹泻，如服药无效可以用甘油栓由肛门塞入。必要时可戴橡皮手套后用手指将大便掏出。可进食者可多给予含纤维的蔬菜食物。

（六）控制血压

血压高者可给予降压药物治疗，并密切观察血压的变化，控制血压在正常范围。

（七）饮食护理

脑出血的患者由于颅内压增高，常常会有恶心、呕吐现象。因此在入院后给以禁食，待症状停止后根据病情给予合理的饮食，在禁食期间要做好口腔护理。神智清楚、吞咽正常者，可给予高蛋白、高热量、高维生素易消化的饮食；对神志不清、吞咽困难者，可给予混合奶鼻饲或静脉输液补充营养。注意维持水电解质的平衡。

（八）预防意外损伤

患者意识障碍出现烦躁不安时，加用床栏或保护带，以防坠床。必要时要专人守护，酌情给予镇静剂。正确使用保护带，松紧要适宜，过松起不到效果，过紧以免引起皮肤坏死，要定时观察四肢皮肤及血供的情况，牙关紧闭、抽搐者，应用压垫于上下磨牙之间，以防舌咬伤，有活动假牙应取下，以防误入气管。经常修剪指甲以免抓伤皮肤，室内光线宜暗，动作宜轻，避免外界刺激。

（九）心理护理

对患者及家属进行安慰和鼓励，以增加其战胜疾病的信心。及时与他们沟通，告知病情、治疗、护理的进展，帮助并教会患者及家属各项康复的方法，提高患者的自理能力和生存质量。

二、手术患者护理

（一）手术前护理

高血压性脑出血的患者非手术治疗期间出血不能控制或急诊患者符合手术指征，须进行手术治疗。在做好非手术患者护理的同时，均需及时做好术前准备。

（1）按医嘱做常规检查肝、肾功能，血常规，尿常规，凝血全套，配血，备血，普鲁卡因、青霉素皮试。

（2）术前开颅手术常规准备，根据患者出血的部位给予皮肤准备并仔细检查手术野有无感染及破损。脑疝患者给予20%甘露醇等脱水剂快速静脉滴注。

（3）急性期勿搬动患者，躁动患者注意约束，防止坠床。

（4）有颅内高压者切忌灌肠，大便干燥给予泻药或开塞露或低压灌肠等。

（5）给予心理安慰，向患者及家属做好解释工作，消除顾虑，增加信心，主动配合。

（6）准备好进手术室的药物、血单及CT片等。若为亚急性期手术患者：术前1天剃头，手术前12h禁食，手术日晨遵医嘱给药。术前晚注意患者情绪，病情允许的情况下可给予服用适量的安眠药。

（二）手术后护理

1.安置合适的体位

麻醉未完全清醒前或病情危重处于昏迷状态时，头应偏向健侧，防止舌后坠，有利于呼吸，也可预防呕吐物误入气管，造成窒息和吸入性肺炎。麻醉清醒后或意识清醒者，血压正常可取头高位，保持头部与躯体在同一轴线上，床头抬高15°～30°，有利于颅内静脉回流，改善脑供血，缓解脑水肿、脑缺氧，从而降低颅内压。

2.观察生命体征的变化，并详细记录

特别要注意血压的变化，血压过度升高者，血压超过21/13kPa（160/100mmHg）应给予降压处理，可用药物进行降压，切忌血压突然下降，一般维持在20/10.6kPa（150/80mmHg）。使用静脉给药降压时，根据血压的情况随时调节补液的滴数。血压下降应注意补充液体入量，注意有无心脏并发症及消化道出血等。对烦躁不安者为了更好地控制血压，可适当使用镇静剂，防止血压过度升高而造成再出血。

3.监测心、肾功能

高血压动脉硬化症者常累及心脏和肾脏，手术前后需监测心、肾功能，以便及时治疗和处理。

4.观察患者的意识和瞳孔的变化

术后患者的意识及瞳孔应逐渐好转，若再次出现意识障碍及瞳孔的散大，提示有再次出血及脑疝的可能。

5.呼吸道护理

注意保持患者呼吸道通畅，对气管插管未拔的患者，给予雾化吸入，每2h一次，并及时清除呼吸道的分泌物。密切观察有无呼吸困难、发绀加重、烦躁不安、意识障碍等呼吸道阻塞的情况，呕吐时将头转向一侧以免误吸。呼吸困难者给予氧气吸入（氧流量为2L/min，浓度为30%左右），以提高动脉血氧饱和度，改善脑的氧代谢，减轻脑水肿。待患者麻醉完全清醒，准备拔除气管插管时，应先雾化吸入，吸痰后再将气管插管拔除。其余护理同非手术患者的呼吸道护理。

6.导管护理

（1）鼻饲的护理：术后3d给予鼻饲饮食，以补充营养。鼻饲饮食根据患者的不同情况而配制。鼻饲前要做好准备工作，抬高床头30°给患者翻身拍背、吸痰。鼻饲前应先检查胃管是否在胃管内，用注射器回抽胃液，同时观察胃液的颜色，以观察有无胃出血。每次鼻饲量不得超过200mL，间隔时间2～4h，温度适宜38～42℃。注射速度不宜过快，在鼻饲过程中出现呕吐现象需停止鼻饲。鼻饲后1h不得翻动患者，以免引起呕吐。鼻饲管每月更换一次，鼻饲用的注射器每天更换一次，每次用后需清洗干净，以免引起腹泻。

（2）留置导尿管护理：同非手术患者的泌尿道护理。

（3）脑室引流管护理：脑室引流者将引流袋妥善固定在床头，高度以高于床头15~20cm为宜，一般放置高度应低于脑脊液初压水平，以维持正常颅内压，过高达不到减压目的，过低则脑脊液流出过快，导致低颅压性头痛、呕吐。注意引流液的速度，禁忌流速过快突然降压，有发生脑出血或脑疝的危险，可适当将引流袋挂高。密切观察脑脊液的颜色与性状，正常为无色透明、无沉淀，术后1~2d可略带血性，以后转为橙黄色。若颜色逐渐加深，提示有脑室出血，浑浊提示有感染可能。保持穿刺部位的清洁与干燥，保持引流系统的无菌和密闭，严防脑脊液倒流。保持病室的清洁，搬动患者也应暂时夹闭引流管，保持引流袋的通畅，切忌扭曲、受压。若有梗阻或不畅时需立即查明原因，不可随意逆行挤压或用生理盐水向颅内冲洗。正确记录24h脑脊液量，一般每日400~500mL。每日更换引流袋时注意无菌操作，更换前先夹闭引流袋，防止脑脊液反流入脑室，引起逆行感染。更换引流袋或调节引流袋高度时，应避免引流袋大幅度升降，以防引起颅内压的较大波动。对躁动不安者要特别注意防止引流管与引流袋的脱落，必要时可用约束带固定四肢，各引流接管应稍长，以利患者的头部活动，切勿将引流管固定于床上，以免头部转动时将引流管拔出，一旦拔出，切不可将其插回脑室内，应立即用无菌敷料覆盖创口，并协助医生处理，若为连接口处脱开，应及时夹闭引流管，在无菌操作下迅速更换一套，引流管一般5~7d拔除，拔管前的1~2d应夹管并观察有无头痛、颅内压增高的症状。拔管后取头高位，伤口应妥善包扎并观察有无脑脊液漏发生。

7.加强营养的护理

高血压脑出血的患者手术时间较长，机体组织创伤大，能量消耗多，故应通过各种途径及时补充营养，促进伤口愈合和康复，提高机体抵抗力，预防感染和并发症的发生。患者神志清楚、病情稳定、无吞咽困难、呛咳等症状，可先给予流质饮食，并采取少食多餐的方法，以后逐渐改为半流质、软饭，饮食以高蛋白、高维生素、低糖易消化的食物为主。不能进食或进食量少不能满足机体需要时应给予鼻饲饮食维持营养，开始先喂米汤，以后改为脑外伤流质，适当添加果汁、鱼汤等。尽量达到高热量、高维生素、高蛋白的要求。

8.术后发症的预防

（1）颅内出血：密切观察意识、瞳孔等生命体征的变化，有异常及时与医生联系。术后清醒患者注意不要用力排便或用力咳嗽，避免过度活动和情绪激动，以免术后发生颅内继发出血。

（2）脑水肿：术后控制液体的摄入量，合理安排补液及正确调节补液速度，根据液体总量均匀输入。正确使用脱水剂，一般为20%甘露醇250ml，需在20min内滴完，切忌有外渗，使用前注意有无结晶，使用后注意尿量的变化。

（3）中枢性高热：可用冰袋、乙醇擦浴、冰毯机进行物理降温，必要时给予冬眠低温疗法。密切观察体温变化，体温超过39℃时每4h测量1次，39℃以下，每日测量4次，直到体温恢复正常。出现抽搐时及时处理。在患者大量出汗、退热时，密切观察有无虚脱现象。鼓励多饮水、多吃水果，加强口腔护理，保持皮肤清洁干燥。

（4）切口及颅内感染：保持切口处敷料的清洁干燥，若有渗出及时更换，勿让患者用手触摸伤口。换药及进行各项操作时均要无菌，避免引起不必要的感染。

9.预防畸形

合适的功能位是预防患肢畸形、挛缩、足下垂等并发症的重要因素，也是为以后肢体功能锻炼创造一个良好的条件。瘫痪的下肢可用L型脚架或固定胶板，使保持背屈位，防止足下垂。为了避免被子对脚背的压力，床尾可放护架或把被子搭在床尾板上以减少造成足下垂的因素。瘫痪的上肢可用一枕头使其保持外展，抬高上肢防止水肿。手中握一软球，以防止手指挛缩。

第三节　急性脊髓损伤

脊髓损伤系指由于外力作用使脊髓或马尾神经毁损、受压，导致神经系统功能障碍。脊髓损伤是一种致残率很高的严重损伤，占全身损伤的0.2%～0.5%，若在地震自然灾害中其发生率可高达10%；而在脊髓损伤中合并有脊椎损伤者竟占40%～70%，而在脊柱骨折中伴发有脊髓损伤者可占14%～20%。英、美国家的年发病率分别为12人/百万人口和30～32人/百万人口，国内台北市报道为14.6人/百万人口。

可根据硬脊膜下腔是否与外界相通分为闭合性和开放性损伤，按照脊髓损伤产生的运动、感觉、自主反射的损害程度，分为完全性损伤和不完全性损伤，根据着力点损伤的关系分为直接性与间接性损伤，外力损伤直接作用于脊髓，损伤部位与外力作用一致；外力间接作用使脊柱发生过伸、过曲及扭转等第二次损伤脊髓，或脊柱骨折（骨折脱位）造成脊髓损伤，损伤点一般在外力作用的远端。

在脊髓的损伤中，闭合性损伤占大多数。

一、病因

闭合性脊髓损伤的原因是暴力间接或直接地作用于脊柱而引起骨折和（或）脱位并造成脊髓、马尾的受压、损伤。在脊髓损伤中约有10%的患者没有明显骨折和脱位的影像学改变，被称为无放射影像异常的脊髓损伤。多见于脊柱弹性较强的儿童和原有椎管狭窄或骨质增生的老年人。直接暴力损伤即脊髓损伤的部位与暴力作用的部位一致，如重物或钝器击中颈后、背、腰部或仰面坠落在栏杆或坚硬的物体上，从而发生相应部位的椎板、棘突骨折，且常见骨折片陷入椎管内。

不同节段常见损伤类型的原因如下。

（一）颈段

机械稳定性差，易受伤，合并脊髓损伤比例高达40%。因此颈髓损伤可占全部脊髓损伤的50%。

1.屈曲型损伤

即脊柱受外力而过度屈曲所造成的脊柱骨折和脊髓损伤，多见于突然刹车或撞车，头部靠惯性向前运动，使后部韧带复合体受损。椎体前部被压缩呈楔形，此时通常是稳定的。但这种运动可造成包括椎间盘、关节囊在内的广泛损伤或关节突骨折、交锁，剪力使损伤水平上部的椎体向前滑移，脊髓受到下一椎体后上部的挤压甚至断裂。

2.伸展型损伤

在外力作用下，脊柱过度伸展所造成的损伤。如跌落时下颌或前额着地或坐车时被后面的车辆碰撞使头部后仰。损伤多在C_4、C_5处。前纵韧带断裂，椎体前部撕脱，椎弓断裂。严重者损伤水平以上椎体向后脱位，脊髓受到前方椎体、椎间盘和后方的椎板、黄韧带的压迫。有颈椎病者易发生此类损伤。

3.垂直压缩性损伤

暴力由头顶沿脊柱纵轴的方向传递，在C_4、C_5处可出现爆裂性骨折或伴有椎弓骨折。

4.特殊类型骨折

骨折指寰椎受轴向压力作用，两侧前后弓同时骨折。因此处椎管较宽，一般无脊髓损伤，齿突骨折系颈部过屈或过伸所引起，骨折发生在齿状突尖、体或基部，悬吊者骨折或绞刑者骨折是颈部极度后伸造成的枢椎椎弓根骨折，可伴有C_2、C_3椎体分离。

（二）胸段和腰段

$T_1 \sim T_{10}$有肋骨保护，较为稳定，此段损伤发生率低，而一旦发生则损伤较完全，因椎管较小，上胸段血运差。下胸段若累及动脉，缺血平面可升至T_1腰椎，此处关节面竖直，前后方向稳定性好，腰椎管较宽，L_1以下为马尾神经，故损伤多不完全。$T_{12} \sim L_1$为相对稳固的胸椎与活动度大的腰椎相交汇处，易受损伤。

1.屈曲型损伤

坠落时双足或臀部着地、弯腰时被重物砸中背部，常致胸腰段屈曲性损伤。轻者椎体前部被压缩呈楔状，重者伴有脱位或后部结构的分离性损伤。

2.屈曲-旋转型损伤

由高处坠落，上背部和一侧肩部着地造成此类损伤，多累及前、中、后三柱结构，出现椎体前部压缩、椎体横断骨折、椎弓和横突骨折，常伴有脱位，导致严重脊髓损伤。

3.垂直压缩型骨折

落物砸中上胸段或坠落时双足或臀部着地，可引起$T_{10} \sim T_{12}$爆裂骨折。

4.屈曲-分离型损伤

即呈安全带骨折。老式的汽车安全带横系于腹前壁而无肩部保护，车祸时人上半身以此为轴过度前曲，严重时三柱结构可水平横断、脱位，并可合并腹腔内脏的损伤。

二、病理

脊髓损伤的病理可分为原发性或继发性改变。

（一）原发性改变

1.脊髓震荡

是暂时（数小时内）的脊髓功能障碍。因为脊髓神经细胞并无破坏，在肉眼和显微镜下均无明显的病理改变，是可逆的出血、水肿、裂隙、坏死。重者脊髓断裂。最显著的部位是中央灰质。累及1~3个节段。镜下改变主要为：微小血管破裂、红细胞逸出、神经细胞肿大、淡染、尼氏体消失、细胞呈空泡状或崩解；神经轴索与髓鞘之间间隙增大，髓鞘板层分离，髓鞘断裂，轴索裸露。

2.脊髓压迫

从动物实验观察到脊髓长时间受压会导致灰质出现空泡、空腔，而出血不严重，空泡周围有纤维组织形成和吞噬细胞浸润，轻度受压者多无明显改变。

3.脊髓缺血

损伤使根动脉牵拉，引起脊髓供血障碍、缺血、缺氧、坏死，脊髓本身血管受损、压迫也同样致脊髓坏死。

（二）继发性改变

目前认为继发性改变可由神经源性和血管源性互为因果，神经源性是由于神经膜的损伤诱发了一系列病理生理和代谢改变，而血管源性是由于微血管破裂、血管痉挛、血栓形成等引起脊髓缺血。

脊髓继发损伤虽然发展很快，但并非伤后立即发生，可能会延迟至数分钟到数小时后，因此应设法尽早阻断进展以保护尚未受损的白质（传导束），从而保全部分神经功能。

三、临床特点

因脊髓损伤导致病理改变不同而临床表现各异。

（一）脊髓震荡

不完全神经功能障碍，持续数分钟至数小时后恢复正常。

（二）脊髓休克

损伤水平以下感觉完全消失，肢体弛缓性瘫痪，尿潴留，大小便失禁，生理反射消失，病理反射阳性。这是损伤水平以下脊髓失去高级中枢控制的结果，一般24h后开始恢复，如出现反射，但完全度过休克需2~4周。

（三）完全性损伤

休克期过后，脊髓损伤水平呈下运动神经元损伤表现，而水平以下为上运动神经元损伤表现，肌张力增高，腱反射亢进，出现病理反射，无自主运动，感觉完全消失。

（四）不完全性损伤

可在休克期过后，亦可在伤后立即表现为感觉、运动和括约肌功能的部分丧失，病理征可为阳征。

（五）常见以下几种特殊类型的不完全性损伤

①Brown-Sequard综合征；②脊髓前部损伤综合征；③脊髓中央损伤综合征。

四、辅助检查

（一）X射线平片

通常应摄正位、侧位和双斜位像，但应尽量减少患者的搬动，宜先摄侧位像。阅片时观察：①脊柱的整体对线、排列。②椎体骨折、脱位类型。③附件有无骨折。④椎间隙有无狭窄或增宽（分别提示椎间盘脱出和前纵韧带断裂）。

（二）CT扫描

轴位CT可显示椎管形态，有无骨折片突入，腰穿注入水溶性造影剂后再行CT扫描，更可清楚地显示突出的椎间盘及脊髓受压移位情况。当脊髓水肿增粗时，环形蛛网膜下腔可变窄或消失。

（三）脊髓碘水造影

可显示蛛网膜下腔有无梗阻、脊髓受压程度和方向、神经根有无受累。

（四）MRI

能清楚地观察脊髓形态，有助于了解脊髓受损的性质、程度、范围，发现出血的部位及外伤性脊髓空洞，因而能够帮助判断预后。脊髓损伤早期病变区MRI信号特点与病理类型及预后有关系。

（五）体感诱发电位

电刺激周围神经时，在脑皮质相应感觉区可记录到电位变化。脊髓损伤时可做此项检查判断脊髓功能和结构的完整性。受伤24h以后检查，不能引出诱发电位，且经数周内连续检查仍无恢复者，表明为完全性损伤。

五、诊断与鉴别诊断

（一）诊断

（1）诊断的内容应包括：①脊柱损伤的水平、骨折类型、脱位情况；②脊柱的稳定性；③脊髓损伤的水平、程度。脊柱损伤的水平、脱位情况一般X射线平片即可解决，而骨折类型有时尚须参照CT扫描。

（2）MRI有助于了解脊髓受压程度和方向及神经根有无受累。

（3）脊髓造影可显示椎管形态、有无骨折片突入等。

脊髓损伤程度的分级标准仍不统一，较权威性的为Frankel脊髓损伤分级。①完全损伤：损伤水平以下感觉、运动消失；②不完全损伤：仅有感觉，运动消失或仅存某些感觉（含骶区）；③无用运动：肌力微弱，无实际运动功能；④有用运动：借助拐杖，可站立或行走；⑤完全恢复：神经功能正常，可有病理反射。此分级不够细致，许多学者予以修正。1989年美国脊柱损伤联合会对脊髓损伤的某些概念，特别是确定损伤水平的关键肌肉和关键感觉区做出了规定，1991年又做了部分修正并说明了运动和感觉指数记分法。

代表运动水平的关键肌肉是：C_5屈肘、C_6伸腕、C_6伸肘、C_8屈指（中指远端）、T_1小指外展、L_2屈髋、L_3伸膝、L_4踝背屈、L_5伸拇趾、S_1踝跖屈，每块（组）肌肉力量分为$0 \sim 5$级（分），双侧共100分。

（二）鉴别诊断

注意与以下疾病相鉴别：①椎管内出血；②脊髓栓系综合征。

六、治疗方法

（一）现场急救时要正确搬运

据统计，继发于脊柱损伤的神经功能损害中，25%是由于搬运不当引起的。未经专门训练者不能由一个人抱起患者，也不能由两个人对面抬，一人两手放于患者腋下，另一个人抬两膝，这将使脊椎屈曲移位加重，增加脊髓损伤的机会，是错误的。正确的方法是$3 \sim 4$个人，让患者仰卧，身体保持直线的位置，搬运者均在患者的一侧，同时将患者水平抬起并托住受伤部位严防脊柱屈曲，平放在硬板担架上，并在损伤部位垫一软垫，迅速送往医院。搬动颈椎骨折患者时，使头部屈曲是错误的，由一人轻牵头部，保持中间位置，放在担架上头，两侧用沙袋或衣卷固定，嘱患者不要抬头，转颈。

闭合性脊髓损伤的现代治疗原则：早期的综合治疗、复位、固定、解除脊髓压迫、防治并发症和康复训练。

（二）非手术治疗

（1）颅骨牵引：适用于颈椎骨折，脱位或上胸段骨折、脱位的早期治疗，术中也常须施行。开始的牵引重量为每个椎体1kg左右，每10min增加2kg，最多不超过20kg。经X射线证实复位后，若不需手术，则以$5 \sim 8$kg维持$1 \sim 2$个月，待纤维愈合后改用其他支具制动，如领圈、颈胸支架，时间约3个月。

（2）颈胸支架：适用于颈段不完全损伤，也可用于颈椎融合术外固定，因此被广泛应用。

（3）手法复位：适用于胸椎骨折脱位。

（4）姿势复位：适用于胸腰段脱位。

（3）、（4）两项不适于椎板和棘突骨折。

（5）药物治疗：①甲泼尼龙：主要作用是抑制细胞膜的脂质过氧化反应，减轻水肿，可防止继发性的脊髓损害。伤后8h内开始应用，首剂30mg/kg，继之5.4mg/（kg·h），连用23h。1990年美国第二次全国急性脊髓损伤研究确认：早期大剂量使用甲泼尼龙是治疗人类急性脊髓损伤的有效方法。②甘露醇、呋塞米等脱水剂：减轻急性脊髓水肿，宜早期开始使用。③GM-1：是一种酸性糖脂复合物，在中枢神经细胞膜中含量很高，因此为受损脊髓（特别是轴突）提供修复原料。④其他：如二甲基亚砜，利尿、扩血管、清除自由基；21-氨基类固醇类，作用强于甲泼尼龙。

（6）高压氧和局部低温疗法：前者可提高氧分压，改善脊髓缺血状况；后者可降低损伤部位代谢水平，减少耗损。可行硬膜外、硬膜下冷却灌洗，温度5～15℃。

（三）手术治疗

（1）切开复位和固定。

（2）椎板切除术。

（3）脊髓前方减压术。

七、并发症及处理

（一）压疮

每2h翻身1次，保持皮肤干燥，骨突出处垫气圈或海绵。国外应用左右旋转床可防治压疮。如一旦发生应予积极治疗，深度压疮若久治不愈，可行转移皮瓣覆盖。

（二）尿路感染

患者入院后一般予以留置导尿，导尿管每周更换1次，并进行膀胱冲洗。

（三）肺部感染

C_4以上脊髓损伤可导致呼吸困难，排痰不畅，较容易并发肺部感染。应加强吸痰，雾化吸入，必要时做气管切开。

（四）深静脉血栓形成

据统计临床有症状的DVT发生率为16.3%，若做静脉造影等DVT发生率为79%。原因：①缺乏大肌群收缩产生的泵作用、静脉血淤滞；②创伤后纤维蛋白原增多，血黏滞度增高；③脱水；④血浆蛋白原激活因子释放增多引起纤溶障碍；⑤下肢不活动，受压导致血管内皮细胞损伤等。

可表现为下肢水肿、疼痛，皮肤颜色改变，局部或全身发热。发现后可做肢体抬高，抗凝治疗及主动活动肢体等，但最为严重的是肺梗死，甚至可以致死。

八、护理

（一）手术前护理

（1）做好现场急救护理：对患者迅速及较准确地做出判断，观察有无合并伤及重要脏器损伤，并根据其疼痛、畸形部位和功能障碍情况，判断有否脊髓损伤及其性质、部位。对颈段脊髓损伤者，首要是稳定生命体征。高位脊髓损伤患者，多有呼吸浅，呼吸困难，应配合医生立即进行气管切开，气管内插管。插管时特别注意，有颈椎骨折时，绝对不能使头颈部多动，宜采用鼻咽插管，借助纤维喉镜插管。

（2）正确运送患者，保持脊柱平直：现场搬运患者时至少要3人蹲在患者一侧，协调一致平起，防止脊柱扭转屈曲，平放在硬板担架上。对有颈椎骨折者，有一人在头顶部，双手托下颌及枕部，保持轻度向头顶牵引，颈部中立位，旁置沙袋以防扭转。胸腰段骨折者在胸腰部垫一软垫，切不可一人抱腋下，另一人抱腿屈曲搬动，而致脊髓损伤加重。

（3）定时翻身，给予适当的卧位：脊髓损伤患者给其提供硬板床，加用防止压疮的气垫床。翻身时应采用轴线翻身，保持脊柱呈直线，两人动作一致，防止再次脊髓损伤，每2h翻身1次。

（4）供给营养

①在脊髓损伤初期，先给患者静脉输液，并插入鼻胃管以防腹胀。

②观察患者肠蠕动情况，当肠蠕动恢复后，可经口摄入饮食。

③给予高蛋白、高纤维素的食物，以及足够的水分。

④患者长期卧床不动，应限制含钙食物的摄取，以防泌尿道结石。

⑤患者有恶心、呕吐，应注意防止患者发生吸入性肺炎。

（5）大小便的护理

①脊髓损伤后最初几天即脊髓休克期，膀胱呈弛缓性麻痹，患者出现急性尿潴留，应立即留置导尿管引流膀胱的尿液，导尿采用密闭式引流，使用抗反流尿袋。随时保持会阴部的清洁，每天消毒尿道口，每周更换尿管，以防细菌感染。

②患者出现大便失禁及时处理，并保持肛周皮肤清洁、干燥无破损，在肛周涂皮肤保护剂。患者出现麻痹性肠梗阻或腹胀时，给予患者脐周顺时针按摩。可遵医嘱给予肛管排气或胃肠减压，必要时给予缓泻药，使用热水袋热敷脐部。

③饮食中少食或不食产气过多的食物，如甜食、豆类食品等。指导患者食用含纤维素多的食物，鼓励患者多饮用热果汁。

④训练患者排便、排尿功能恢复，应先确定患者患病前的排便习惯，并维持适当的高纤维素饮食与水分的摄取，以患者的习惯，选择一天中的一餐后，进行排便训练，因患

者饭后有胃结肠反射，可在患者臀下垫便盆，教导患者有效地以腹部压力来引发排便，如无效，则可戴手套，伸入患者肛门口刺激排便，或再加甘油灌肠，每天固定时间训练。

（6）做好基础护理：患者脊髓受损后可出现四肢瘫痪或截瘫，生活自理能力缺陷，其一切生活料理均由护理人员来完成。每天定时协助患者翻身，变换体位，观察皮肤，保护皮肤完整性。保持床单位平整。

（7）做好呼吸道管：①膈神经、横膈及肋间肌的活动均丧失，并且无法深呼吸及咳嗽，为了维持生命，而行气管切开，并使用呼吸机辅助呼吸，及时吸痰保持呼吸道通畅；②在损伤后48h内，应密切观察患者呼吸形态的变化，呼吸的频率和节律；③监测血氧饱和度及动脉血气分析的变化，以了解其缺氧的情况是否加重；④在病情允许的范围内协助患者翻身，并指导患者深呼吸与咳嗽，以预防肺不张及坠积性肺炎等并发症。

（8）观察神经功能的变化：①观察脊髓受压的征象，在受伤的24～36h内，每2～4h就要检查患者四肢的肌力、肌张力、痛触觉等，以后每班至少检查一次。并及时记录患者感觉平面、肌张力、痛温触觉恢复的情况。②当检查发现患者有任何变化时，应立即通知医生，以便及时进行手术减压。

（9）遵医嘱进行术前准备，灌肠排除肠内粪便。可减少手术后的肿胀和压迫。

（二）手术后护理

（1）手术后搬运患者时，应保持患者背部平直，避免不必要的震动、旋转、摩擦和任意暴露患者；如为颈椎手术，则应注意颈部的固定，戴颈托。

（2）颈部手术后，应该去掉枕头平卧。必要时使用沙袋固定头部，保持颈椎平直。

（3）观察患者的一般情况，如皮肤的颜色、意识状况、定向力、生命体征，以及监测四肢运动、肌力和感觉。

（4）颈椎手术时，由于颈部被固定，不能弯曲，常使口腔的分泌物不易咳出，应及时吸痰保持呼吸道通畅。

（5）观察伤口敷料是否干燥，有无出血、有无液体自伤口处渗出，观察术后应用镇痛泵的效果。

（三）颅骨牵引患者护理

对实施颅骨牵引的患者：①随时观察患者有无局部肿胀或出血的情况；②由于颅骨牵引时间过长，枕部及肩胛骨易发生压疮，可根据情况应用减压贴；③定期检查牵引的位置、功效是否正确，如有松动，及时报告医生；④牵引时使用便器要小心，不可由于使用便器不当造成牵引位置、角度及功效发生改变。

（四）预防并发症护理

脊髓损伤后常发生的并发症是压疮、泌尿系统感染和结石、肺部感染、深静脉血栓形成和肢体挛缩。

1.压疮

每天评估患者皮肤情况，必要时应用气垫床，每2h翻身1次，缓解患者的持续受压，对于危险区域的皮肤应用减压贴、透明贴、皮肤保护剂赛肤润，保持床单位平整、清洁，每班加强检查。

2.肺部护理

鼓励患者咳嗽，压住胸壁或腹壁辅助咳嗽。不能自行咳痰者进行气管内吸痰。变换体位、进行体位引流，雾化吸入。颈段脊髓损伤者，必要时行气管切开，辅助呼吸。

3.防深静脉血栓形成

深静脉血栓形成常发生在伤后10~40d，主要原因为血流缓慢。临床表现为下肢肿胀、胀痛、皮肤发红，亦可为肢体温度降低。防治的方法有患肢被动活动，穿预防深静脉血栓的弹力袜。定期测下肢周径，发现肿胀，立即制动。静脉应用抗凝剂，亦可行彩色多普勒超声检查，证实为血栓者可行溶栓治疗，可用尿激酶或东菱克栓酶等。

4.预防痉挛护理

痉挛是中枢神经系统损害后而出现的以肌肉张力异常增高的综合征，痉挛可出现在肢体整体或局部，亦可出现在胸、背、腹部肌肉。痉挛在截瘫患者常表现为以伸肌张力异常增高的痉挛模式，持续的髋、膝、踝伸展，最后出现跟腱缩短，踝关节旋前畸形及内收肌紧张。患者从急性期开始采用抗痉挛体位摆放，下肢伸肌张力增高将下肢摆放为屈曲位。对肢体进行主动运动和被动运动，如做痉挛肌的拮抗肌适度的主动运动，对肌痉挛有交替性抑制作用，进行肌肉按摩，或温和地被动牵张痉挛肌，可降低肌张力，有利于系统康复训练。冷疗或热疗可使肌痉挛一过性放松。水疗、温水浸浴有利于缓解肌痉挛。

第四节 帕金森病

帕金森病（PD）又名震颤麻痹，是一种常见的中老年神经系统退行性疾病，主要以黑质多巴胺能神经元进行性退变和路易小体形成的病理变化，纹状体区多巴胺递质降低、多巴胺与乙酰胆碱递质失平衡的生化改变，震颤、肌强直、动作迟缓、姿势平衡障碍的运动症状和嗅觉减退、便秘、睡眠行为异常和抑郁等非运动症状的临床表现为显著特征。我国65岁以上人群总体患病率为1700/10万，与欧美国家相似，患病率随年龄增加而升高，发病年龄平均约55岁，多见于60岁以后，男性略多于女性。

一、护理评估

（一）病因

主要病理改变为黑质多巴胺能（DAG）神经元变性死亡，但为何会引起黑质多巴胺能神经元变性死亡尚未完全明了。目前认为帕金森病并非单因素所致，而是多因素交互作用下发病。除基因突变导致少数患者发病外，基因易感性可使患病概率增加，但并不一定发病，只有在环境因素、神经系统老化等因素共同作用下，才会导致发病。

（二）临床表现

1.健康史

评估时应询问家族史、外伤史、既往疾病史、有无农业或工业毒物的接触史。

2.症状和体征

隐匿起病，缓慢发展，主要特点有：

（1）静止性震颤：常为首发症状，多始于一侧上肢远端，静止时出现或明显，随意运动时减轻或停止，紧张或激动时加剧，入睡后消失。典型表现是拇指与示指呈"搓丸样"动作。

（2）肌强直：被动运动关节时阻力增高，且呈一致性，类似弯曲软铅管的感觉，故称"铅管样强直"；在有静止性震颤的患者中可感到在均匀的阻力中出现断续停顿，如同转动齿轮，称为"齿轮样强直"。

（3）运动迟缓：随意运动减少，动作缓慢、笨拙。早期以手指精细动作如解或扣纽扣、系鞋带等动作缓慢，逐渐发展成全面性随意运动减少、迟钝，晚期因合并肌张力增高，导致起床、翻身均有困难。体检见面容呆板，双眼凝视，瞬目减少，酷似"面具脸"。口、咽、腭肌运动迟缓时，表现语速变慢，语音低调。书写字体越写越小，呈现"小字症"。

（4）姿势障碍：在疾病早期，表现为走路时患侧上肢摆臂幅度减小或消失，下肢拖拽。随病情进展，步伐逐渐变小变慢，启动、转弯时步态障碍尤为明显，自坐位、卧位起立时困难。有时迈步后，以极小的步伐越走越快，不能及时止步，称为慌张步态。

（5）感觉障碍：疾病早期即可出现嗅觉减退或睡眠障碍。中、晚期常有肢体麻木、疼痛。

（6）自主神经功能障碍：临床常见，如便秘、多汗、脂溢性皮炎等。吞咽活动减少可导致流涎。疾病后期也可出现性功能减退、排尿障碍或直立性低血压。

（7）精神障碍：近半数患者伴有抑郁，并常伴有焦虑。15%～30%的患者在疾病晚期发生认知障碍乃至痴呆，以及幻觉，其中视幻觉多见。

（三）辅助检查

（1）脑脊液检查：脑脊液中的高香草酸（HVA）含量可降低。

（2）影像学检查：CT、MRI检查无特征性改变，PET或SPECT检查有辅助诊断价值。行多巴摄取功能PET显像可显示多巴胺递质合成减少；行多巴胺转运体（DAT）功能显像可显示显著降低，在疾病早期甚至亚临床期即能显示降低。

（四）心理、社会状况

帕金森病患者早期动作笨拙迟钝、语言断续、流涎，往往产生自卑、忧郁心理，回避人际交往，拒绝社交活动，整日沉默寡言，闷闷不乐；随着病程延长，病情进行性加重，患者丧失劳动能力，会产生焦虑、恐惧甚至绝望心理。

附：诊断要点

诊断主要依据中老年发病，缓慢进展性病程，必备运动迟缓及至少具备静止性震颤、肌强直或姿势平衡障碍中的一项，偏侧起病，对左旋多巴治疗敏感即可做出临床诊断。

二、护理诊断和合作性问题

（1）躯体活动障碍：与黑质病变、锥体外系功能障碍所致震颤、肌强直、体位不稳、随意运动异常有关。

（2）自尊低下：与震颤、流涎、面肌强直等身体形象改变和言语障碍、生活依赖他人有关。

（3）知识缺乏：缺乏本病相关知识与药物治疗知识。

（4）营养失调：低于机体需要量与吞咽困难、饮食减少和肌强直、震颤所致机体消耗量增加等有关。

（5）语言沟通障碍：与咽喉部、面部肌肉强直，运动减少、减慢有关。

（6）潜在并发症：外伤、压疮、感染。

三、护理措施

（一）一般护理

1.休息与活动

起病初期患者主要表现为震颤，应指导患者维持和增加兴趣爱好，鼓励患者尽量参加有益的社交活动，坚持适当运动锻炼，如养花、下棋、散步、打太极拳等，注意保持身体和各关节的活动强度与最大活动范围。对于已出现某些功能障碍或起坐已感到困难的患者要有计划有目的地锻炼，鼓励患者自主活动，尽可能减少生活中对他人的依赖。疾病晚期患者出现显著的运动障碍而卧床不起，应帮助患者采取舒适体位、被动活动关节、按摩四肢，注意动作轻柔，勿造成患者疼痛和骨折。

2.饮食护理

给予高热量、高维生素、高纤维素、低盐、低脂、适量优质蛋白质的易消化饮食，戒烟酒。鼓励患者多食水果、新鲜蔬菜，及时补充水分，以保持大便通畅。蛋白质不宜盲目给予过多，以免降低左旋多巴类药物的疗效。槟榔为拟胆碱能食物，会降低抗胆碱能药物疗效，应避免食用。对于流涎过多的患者，可使用吸管吸食流质；对于吞咽功能障碍患者，应选用稀粥、蒸蛋等小块食物或黏稠不易反流的食物；对于进食困难、饮水反呛的患者，要及时给予鼻饲。

3.心理护理

帕金森病患者多存在抑郁等心理障碍，抑郁可以发生在帕金森病运动症状出现之前和出现之后，是影响患者生活质量的主要危险因素之一，同时也会影响抗帕金森病药物治疗的有效性。因此，要重视改善患者的抑郁等心理障碍，予以有效的心理疏导。护士应细心观察患者的心理反应，鼓励患者表达并注意倾听其心理感受，及时给予患者正确的信息和引导，使其能接受和适应自己目前的状态并能设法改善。鼓励患者尽量维持过去的兴趣与爱好，多与他人交往。指导家属关心体贴患者，为患者创造良好的亲情氛围。

4.对症护理

卧床患者睡气垫床或按摩床，保持床单位整洁、干燥，定时翻身、拍背，并注意做好骨突处保护，预防压疮。对言语不清、有构音障碍的患者，应耐心倾听患者的主诉，指导患者采用手势、纸笔、画板等沟通方式与他人交流。对于顽固性便秘者，应指导患者多进食含纤维素多的食物，多吃新鲜蔬菜、水果，多喝水，每天顺时针按摩腹部，还可指导患者适量服食蜂蜜、麻油等帮助通便，必要时遵医嘱口服液状石蜡、番泻叶等缓泻剂，或给予开塞露塞肛、灌肠、人工排便等。

（二）病情观察

评估患者饮食和营养状况，注意每天进食量和食品的组成；了解患者的精神状态与体重变化，评估患者的皮肤、尿量及实验室指标变化情况。

（三）治疗配合

1.药物治疗

药物治疗为首选，且是整个治疗过程中的主要治疗手段。用药原则：提倡早期诊断、早期治疗；应坚持"剂量滴定"，以避免产生药物的急性不良反应，力求实现"尽可能以小剂量达到满意临床效果"的用药原则，避免或降低运动并发症尤其是异动症的发生率；使用左旋多巴时不能突然停药，以免发生撤药恶性综合征。常用药物：①抗胆碱能药：目前国内主要应用苯海索（安坦），主要适用于震颤明显且年轻患者，而对无震颤的患者不推荐应用。对<60岁的患者，要告知长期应用本类药物可能会导致其认知功能下降，所以要定期复查认知功能，一旦发现患者的认知功能下降，则应立即停用；对年龄>60岁的患者最好不应用抗胆碱能药。②金刚烷胺：对少动、强直、震颤均有改善作用。③复方左旋多巴（苄丝肼/左旋多巴、卡比多巴/左旋多巴）：至今仍是治疗本病最基本、最有效的药物，对震颤、强直、运动迟缓等均有较好疗效。④多巴胺受体激动剂：目前大多推崇非麦角类多巴胺受体激动剂为首选药物，尤其适用于早发型帕金森病患者的病程初期。如吡贝地尔缓释片、普拉克索。⑤单胺氧化酶B（MAOB）抑制剂常用司来吉兰和雷沙吉兰。⑥儿茶酚-氧位-甲基转移酶（COMT）抑制剂：恩他卡朋和托卡朋。

要点：告诉患者需要长期或终身服药治疗，告知药物种类、用法、服药注意事项、疗效和不良反应及处理。抗胆碱能药物常见不良反应为口干、视物模糊、少汗、便秘、排尿困难等，闭角型青光眼及前列腺肥大患者禁用。金刚烷胺的不良反应有不宁、神志模糊、下肢网状青斑、踝部水肿等，均较少见；肾功能不全、癫痫、严重胃溃疡、肝病患者慎用，哺乳期妇女禁用。服左旋多巴不应同时服维生素B_{12}，以免影响疗效。复方左旋多巴的不良反应有恶心、呕吐、低血压、心律失常、症状波动、异动症和精神症状等，还可出现"开关现象""剂末现象"，活动性消化性溃疡者慎用，闭角型青光眼、精神病患者禁用；餐前1h或餐后1.5h服药。多巴胺受体激动剂的不良反应与复方左旋多巴相似，不同之处是症状波动和异动症发生率低，而直立性低血压、脚踝水肿和精神异常（幻觉、食欲亢进、性欲亢进等）的发生率较高；应从小剂量开始，逐渐缓慢增加剂量直至有效剂量维持。

2.手术及干细胞治疗

早期药物治疗显效，而长期治疗疗效明显减退，或出现严重的运动波动及异动症者，可考虑手术治疗。需强调的是手术可以明显改善运动症状，而不能根治疾病，术后仍需药物治疗，但可相应减少剂量。手术方法主要有神经核毁损术和脑深部电刺激术。正在兴起的干细胞（包括诱导型多能干细胞、胚胎干细胞、神经干细胞、骨髓基质干细胞）移植结合神经营养因子基因治疗是正在探索中的一种较有前景的新疗法。

3.康复与运动疗法

康复与运动疗法对帕金森病症状的改善乃至对延缓病程的进展可能都有一定的帮助。帕金森病患者多存在步态障碍、姿势平衡障碍、语言和（或）吞咽障碍等，可以根据不同的运动障碍进行相应的康复或运动训练，如做健身操、打太极拳、慢跑等运动；进行语言障碍训练、步态训练、姿势平衡训练等。若能每日坚持，则有助于提高患者的生活自理能力，改善运动功能，并能延长药物的有效期。

（四）安全护理

对于上肢震颤未能控制、日常生活动作笨拙的患者，应谨防烧伤、烫伤等，如避免患者自行使用液化气炉灶，尽量不让患者自己从开水瓶中倒水。对有幻觉、错觉、欣快、抑郁、精神错乱、意识模糊或智能障碍的患者，应特别强调专人陪护。护士应认真查对患者是否按时服药，有无误服，药物代为保管，每次送服到口；严格交接班制度，禁止患者自行使用锐利器械和危险品；智力障碍的患者应安置在有严密监控的区域，避免自伤、坠床、坠楼、走失、伤人等意外发生。

四、健康教育

（一）皮肤护理

患者因震颤和不自主运动，出汗多，易造成皮肤刺激和不舒适感，还可导致皮肤破损和继发皮肤感染，应勤洗勤换内衣，保持皮肤清洁；中晚期患者因运动障碍，卧床时间增多，应勤翻身、勤擦洗，预防压疮。

（二）康复训练

鼓励患者维持和培养兴趣爱好，坚持适当运动和体育锻炼，做力所能及的家务劳动等。患者应坚持主动运动，如散步、打太极拳等，保持关节活动的最大范围；加强日常生活动作训练，进食、洗漱、穿脱衣服等应尽量自理；协助卧床患者被动活动关节和按摩肢体，预防关节僵硬和肢体挛缩。

（三）安全护理指导

患者避免登高和操作高速运转的机器，不要单独使用煤气、热水器及锐利器械，防止受伤；避免让患者进食带骨刺的食物和使用易碎的器皿；外出时需人陪伴，尤其是精神障碍者，其衣服口袋内要放置写有患者姓名、住址和联系电话的"安全卡片"，或佩戴手腕识别牌，以防走失。

（四）照顾者指导

本病为一种无法根治的疾病，病程长达数年或数十年，家庭成员身心疲惫，容易产生无助感。医护人员应关心患者家属，倾听他们的感受，尽力帮他们解决困难，走出困境，以便给患者更好的家庭支持。照顾者应关心体贴患者，协助进食、服药和日常生活的照顾；督促患者遵医嘱正确服药，防止错服、漏服；细心观察、积极预防并发症和及时识别病情变化。

（五）就诊指导

定期门诊复查，动态了解血压变化和肝肾功能、血常规等指标。当患者出现发热、外伤、骨折或运动障碍、精神智能障碍加重时及时就诊。

第五节　癫痫

癫痫是多种原因导致的脑部神经元高度同步化异常放电的临床综合征。此病具有反复性、短暂性及突然发作的特点。由于所累及的部位不同，临床表现也不尽相同，主要表现为意识、感觉、运动、自主神经功能障碍。癫痫是神经系统疾病中第二大疾病，仅次于脑血管疾病，流行病学资料显示普通人群癫痫的年发病率为（50～70人）/10万，患病率约为0.5%，其病死率是普通人群的2～3倍，为（1.3～3.6人）/10万。我国的癫痫患者在900万以上，每年有65万～70万新发癫痫患者，难治性癫痫约为25%，数量至少在150万以上。

一、专科护理

（一）护理要点

癫痫发作时，应立即取卧位，解开领口、腰带，头偏向一侧，保持呼吸道通畅，必要时吸痰。静脉注射安定，速度宜缓慢，因安定有抑制呼吸的作用。密切监测患者意识、瞳孔、呼吸、血氧饱和度的变化。

（二）主要护理问题

（1）有窒息的危险与癫痫发作时分泌物增多及喉头痉挛有关。

（2）有受伤害的危险与癫痫发作突然出现意识障碍有关。

（3）有气体交换障碍危险与癫痫发作喉头痉挛有关。

（4）有排尿障碍危险与意识障碍有关。

（5）有个人尊严受损的危险与意识障碍引起尿失禁有关。

（三）护理措施

1.一般护理

（1）病房安静、整洁，避免声光刺激，床旁备压舌板。易碎危险品放置在远离患者的位置，避免癫痫发作时，患者受到伤害。为患者佩戴腕带及信息卡，指导患者及家属出现前驱症状时立即卧床或在安全的地方躺下，同时向身边的人呼救。

（2）选择宽松、质地柔软衣物。

（3）癫痫发作时，立即为患者取卧位，头偏向一侧，松解腰带、领口，清除口腔内分泌物，保持呼吸道通畅，上、下臼齿之间放入压舌板，防舌咬伤，同时给予氧气吸入。

2.病情观察及护理

（1）观察癫痫发作的前驱症状。

（2）监测患者的生命体征和瞳孔的变化，保持呼吸道通畅。

（3）监测癫痫发作频次、癫痫发作时的表现、发作持续时间、是否发生自伤或他伤以及发作结束后的恢复程度等，给予及时、准确、完整记录，并告知医生。

二、健康指导

（一）疾病知识指导

1.概念

是各种原因引起的脑部神经元高度同步化异常放电的临床综合征，以短暂性、发作性、重复性及刻板性为主要临床特点。

2.病因及诱因

（1）遗传因素及先天性疾病因素。

（2）产伤及孕期母体病症因素。

（3）颅内疾病，如肿瘤、脑囊虫病等。

（4）脑血管疾病。

（5）营养代谢性疾病，如甲亢、糖尿病等。

（6）既往史诱发癫痫发作的病因，如神经系统疾病、用药史、高热惊厥史。

（7）精神因素，过度兴奋或紧张等。

3.主要症状

（1）部分性发作

1）单纯部分性发作，包括：部分运动性发作，即肢体局部抽搐；体觉性发作，即肢体麻木感或针刺感；自主神经性发作，即面色潮红、多汗、呕吐等症状；精神性发作，即遗忘症。

2）复杂部分性发作：以意识障碍为主要特征。

3）部分性发作继发全面性强直-阵挛发作。

（2）全身性发作：肌痉挛、失神发作、阵挛发作、强直发作等。

4.常用检查项目

脑电图，视频脑电图，血常规，血寄生虫检查，血糖测定，头CT、MRI、DSA等。

5.预后

预后较好，大部分患者需终身服药。由于癫痫类型有所不同，因此预后也不尽相同。癫痫持续状态患者多因高热、神经元兴奋毒性损伤及循环衰竭而死亡。

（二）饮食指导

进食无刺激、营养丰富的食物，切勿暴饮暴食，同时勿过度饥饿；避免选择咖啡、酒等刺激性食物。

（三）用药指导

（1）癫痫患者的用药要求严格，必须遵照医嘱按时、按量服药，切忌漏服、自行调量或忽然停药，这样可诱发癫痫持续状态或难治性癫痫。

（2）常见抗癫痫药物及不良反应：丙戊酸钠、苯巴比妥、卡马西平、水合氯醛等。服用丙戊酸钠的患者中可有少量出现胃肠道不良反应，例如：恶心、呕吐、消化不良等。苯巴比妥不良反应主要表现为嗜睡，其他可以出现记忆力减退、共济失调、肌张力障碍及胃肠道不良反应等。由于苯巴比妥具有强碱性，应指导患者饭后服用。卡马西平可加重失神和肌痉挛发作，部分患者服卡马西平可出现药疹。水合氯醛保留灌肠，应在患者排便后进行，避免灌肠后将药物排出。

（四）日常生活指导

（1）指导患者选择舒适、柔软、易于穿脱的病服，病室环境安静，避免过度嘈杂，严格限制人员探视，危险易碎物品应远离患者放置。

（2）癫痫患者应保证足够的休息，避免情绪过度激动和紧张，避免出入嘈杂及声光刺激较强的场所。

（3）部分患者发病前有前驱症状，指导患者此时应立即采取安全舒适体位；如癫痫发作时，指导家属应立即将患者抱住，慢慢将患者放置在床上，通知医护人员，将压舌板置于患者上、下臼齿之间，以防舌咬伤，切忌用力按压患者肢体，以免发生骨折。

（五）康复指导

（1）癫痫患者可遗留言语笨拙症状，鼓励患者进行语言训练，先锻炼单字发音，逐渐锻炼词语表达，最后为整句。

（2）帮助患者树立信心，鼓励患者多说多练。

（3）指导家属可以通过聊天的方式锻炼患者的语言能力，沟通时不可表现出厌烦，要耐心与之沟通。

三、循证护理

癫痫患者的用药时间较长，服药时间及服药剂量均有严格要求，告知患者服用药物的重要性、自行更改药量的危害性等，此类用药护理尤为重要。因此为了提高患者的疾病治愈程度，应做好用药指导，以保证患者服药的依从性。

癫痫患者住院治疗是短期的，更多的时间是在院外进行正常的生活，因此，患者出院后进行良好的康复，避免诱发因素，遵医嘱用药至关重要。研究显示，影响癫痫患者不遵医行为的因素有：对疾病知识认识理解差；健康意识薄弱，不易接受理解健康教育；疾病反复，丧失治疗的信心；担心、恐惧药物的不良反应等，因此健康教育与用药指导至关重要，应引起医护人员的重视。

第六节　脊髓疾病

脊髓为中枢神经系统的重要组成部分之一，是脑干向下的延伸部分，上端与延髓相接，下端止于第一尾椎的骨膜。脊髓全长粗细不同，具有颈膨大和腰膨大两部分。脊髓由上而下共有31对脊神经：颈神经8对，胸神经12对，腰神经5对，骶神经5对，尾神经1对，脊髓同样分为31个节段，但表面无明显界限。

一、急性脊髓炎患者的护理

急性脊髓炎是指各种感染后引起自身免疫反应所致的急性横贯性脊髓炎性病变，是常见的脊髓疾病之一。发病年龄无特异性，男女均可发病。主要临床表现为运动障碍、感觉障碍、自主神经功能障碍。

（一）专科护理

1.护理要点

观察患者是否出现运动障碍及感觉障碍水平面的上升，观察患者是否出现呼吸困难。做好截瘫的护理，排尿障碍者应留置导尿，保持皮肤清洁，按时翻身、叩背，预防压疮。因患者有运动障碍的同时伴有感觉障碍，因此要预防烫伤和冻伤的发生。

2.主要护理问题

（1）躯体活动障碍与脊髓病变所导致的截瘫有关。

（2）尿潴留与脊髓病变导致自主神经功能障碍有关。

（3）有便秘的危险与脊髓病变导致自主神经功能障碍有关。

（4）感知觉紊乱与脊髓病变水平以下感觉缺失有关。

（5）气体交换障碍与高位脊髓病变导致呼吸肌麻痹有关。

（6）知识缺乏：缺乏疾病相关知识。

3.护理措施

（1）一般护理

①保持床单位整洁、无渣屑，每日擦洗皮肤1次，每2h给予翻身、叩背1次，床两侧设置扶手，以便患者自行翻身时，起到辅助作用。

②鼓励患者进食易消化食物，多饮水。

③出现尿潴留时，立即遵医嘱给予留置导尿。

④每次翻身后将瘫痪肢体置于功能位，做关节和肌肉的被动运动。

（2）病情观察及护理

①观察患者的呼吸频率和深度，是否出现呼吸困难，监测血氧饱和度指标。

②观察患者是否出现病变水平面上升，并及时告知医生。

③严密观察患者皮肤完整性，交接班时要交接患者的皮肤情况，避免因运动及感觉障碍导致皮肤长时间受压而出现压疮。与此同时，部分患者可能会出现大、小便失禁，增加了形成压疮和皮肤破溃的危险。

④监测用药后的疗效及不良反应。

（二）健康指导

1.疾病知识指导

（1）概念：急性脊髓炎是指各种感染后引起自身免疫反应所致的急性横贯性脊髓炎

性病变。

（2）病因：尚不明确，多数患者在出现脊髓症状前1～4周有发热、上呼吸道感染或腹泻等病毒感染症状

（3）主要症状

①感觉障碍：病变水平以下肢体感觉丧失，恢复较慢。

②运动障碍：急性起病，常表现为双下肢截瘫，早期为脊髓休克期，呈弛缓性瘫痪，肌张力减低、腱反射减弱或消失、病理反射阴性。

③自主神经功能障碍：早期表现为尿潴留，病变水平以下肢体无汗或少汗，易水肿等。

（4）常用检查项目：脑脊液检查，下肢体感诱发电位及MRI。

（5）预后：若无较严重并发症，可于3～6个月内基本恢复至生活自理。若出现压疮、泌尿系统感染或肺部感染等并发症时，会有后遗症。急性上升性脊髓炎和高颈段脊髓炎预后不良，多因呼吸循环衰竭而在短期内死亡。

2.饮食指导

指导患者进食高蛋白质、高维生素、高纤维素及易于消化的食物，鼓励患者多饮水，供给身体足够的水分及热量，同时刺激肠蠕动，以减轻或避免便秘和肠胀气。

3.用药指导

（1）急性期可采用甲泼尼龙短程冲击疗法，应用此药物注意现用现配，并配合生理激素分泌特点，上午应用。在应用激素的同时注意补钙，避免发生股骨头坏死。

（2）大剂量免疫球蛋白治疗前查肝炎系列、梅毒和艾滋病。此外，此药物价格较高，应用前应取得家属的知情同意。

（3）讲解皮质类固醇激素类药物应用的必要性，此类药物所需治疗时间相对较长，需逐渐减量。

4.日常生活指导

（1）保持床单位清洁、无渣屑。配合使用气垫床，给予定时翻身、叩背，翻身时，指导患者扶床及两侧扶手协助翻身。

（2）保持肛周及会阴部清洁、干燥。

（3）鼓励患者自行咳嗽排痰，如无法咳出，给予叩背，如痰液黏稠，可遵照医嘱给予雾化吸入，必要时给予吸痰。

（三）循证护理

急性脊髓炎起病急，大部分疾病发展快，造成机体不同程度的功能损害，同时也会引起患者的心理变化，因此给予患者整体的护理是必要的。整体护理既能保证患者的正常治疗，机体功能得以最大限度的恢复，又可保证患者以良好的心理状态接受并配合治疗，

促进患者身心健康。

整体护理能够促进患者身心健康，但患者较为重视的还是受损功能能否恢复，以及恢复的程度，因此急性脊髓炎，患者的康复训练格外重要。通过随机分组进行的对照试验表明，早期康复护理可提高患者日常生活活动能力，所以应鼓励及指导患者进行早期康复。

二、脊髓压迫症患者的护理

脊髓压迫症是一组椎管内或椎骨占位性病变引起的脊髓受压综合征。随着疾病的不断发展，可出现不同程度的椎管梗阻、横贯性损害，同时会出现脊神经根和血管受累。分为急性脊髓压迫症和慢性脊髓压迫症。急性脊髓压迫症表现为起病急，发展迅速，病变水平以下呈弛缓性瘫痪，各种感觉丧失，大、小便潴留。慢性脊髓压迫症表现为神经根痛、运动和感觉障碍，大、小便潴留等。

（一）专科护理

1.护理要点

指导患者减少突然用力的动作，以减轻或避免引起疼痛，评估患者是否出现尿潴留，做好皮肤护理，预防压疮、烫伤或冻伤。

2.主要护理问题

（1）慢性疼痛与脊髓压迫引起的神经根痛有关。

（2）躯体活动障碍与脊髓病变所导致的截瘫有关。

（3）有皮肤完整性受损的危险与双下肢运动、感觉障碍有关。

（4）便秘与疾病导致自主神经功能障碍有关。

（5）睡眠形态紊乱与脊髓压迫导致疼痛有关。

（6）焦虑与疼痛及突然出现的双下肢瘫痪有关。

3.护理措施

（1）一般护理

①保持床单位整洁，协助患者翻身，保持瘫痪肢体功能位。每1～2h给予更换体位1次，每个班次要交接皮肤情况。

②鼓励患者多饮水，进食含粗纤维食物，以促进排便。如出现尿潴留，立即遵医嘱给予留置导尿管。

③避免在病变节段以下肢体使用热水袋、冰袋等，以防发生烫伤或冻伤。静脉输液选健侧上肢，避免选择患肢，以免引起肢体肿胀。

（2）病情观察及护理

①监测患者生命体征及血氧饱和度。

②观察患者呼吸频率、幅度，排尿、排便情况及肢体活动能力。

③监测用药后的疗效及不良反应。

④观察患者术前和术后症状是否有缓解。

（二）健康指导

1.疾病知识指导

（1）概念：脊髓压迫症是一组椎管内或椎骨占位性病变引起的脊髓受压综合征。

（2）病因

①肿瘤：较常见。

②炎症：结核性脑脊髓膜炎、脊髓非特异性炎症等。

③脊柱外伤：如骨折、椎管内血肿等。

④先天性疾病：如颈椎融合畸形、脊髓血管畸形、颅底凹陷症等。

⑤血液系统疾病：凝血机制障碍患者，腰椎穿刺术后硬膜外形成血肿，可使脊髓受压。

⑥脊柱退行性病变。

（3）主要症状

①急性脊髓压迫症：急性起病，发展迅速，常于几小时至几日内脊髓功能完全丧失，表现为病变水平以下呈弛缓性瘫痪，各种感觉障碍，大、小便潴留。

②慢性脊髓压迫症：神经根症状：多在疾病早期出现，表现为局部针刺样、电击样、火烙样疼痛，甚至局部皮肤感觉减退或消失。咳嗽、用力等可使疼痛加剧。运动障碍：病变水平以下呈弛缓性瘫痪。感觉障碍：病变水平以下痛温觉减退或消失。自主神经功能障碍：可出现尿、便失禁，受损肢体无汗、少汗等。反射异常：受压迫部位不同，会出现不同的异常反射，如锥体束损害时，损害水平以下同侧腱反射亢进。脊膜刺激症状：多由于硬膜外病变所引起，主要表现为脊柱局部叩击痛、局部自发痛、活动受限等。

（4）常用检查项目：脑脊髓检查（脑脊液常规、生化及动力学改变），脊柱X线、CT及MRI，椎管造影，核素扫描等。

（5）预后：取决于压迫时间、病变程度、解压程度及功能障碍程度，一般压迫解除越快、受压时间越短，脊髓功能损害也就越小，预后越好。急性脊髓压迫由于不能充分发挥代偿功能，因此预后差。

2.日常生活指导

（1）定时给予更换体位及皮肤护理，可使用多功能气垫床。术后严格进行轴位翻身。

（2）出现尿潴留时，可给予留置导尿，每日2次会阴护理，患者排便后应及时给予清洁、擦拭及通风，避免发生皮肤破溃。

（3）出现感觉障碍的患者，病变水平以下肢体不可使用热水袋和冰袋等，以免发生烫伤和冻伤。

（三）循证护理

脊髓压迫症所需治疗及康复训练时间相对较长，部分患者会产生极大的心理负担，产生消极的情绪，此时需要护士给予心理上的安慰，鼓励患者以积极的心态面对疾病，疾病可怕，心理疾病同样可怕，因此为了患者的身心健康，医护人员需重视对患者的心理护理，及时给予患者心理疏导。

脊髓压迫症的治疗方法主要以手术或介入治疗为主来消除压迫病因，手术切除压迫肿物，患者的脊髓压迫症状得以缓解。相关学者统计分析得出：在所统计的病例中术后感染的发生概率为14%，护理中要密切关注预防感染、防止并发症。因此，在对患者进行全面护理时，术后护理应受到重视，同时，护士在进行各项操作时应严格遵守无菌操作原则，降低发生感染的概率，促进患者早日康复。

第七节　脑血管介入治疗及护理

血管介入治疗技术已经用于很多脑血管病的治疗。在过去10年的时间里，血管介入技术发展迅速，目前可用于治疗部分脑动脉瘤、动静脉畸形、颈动脉和椎动脉狭窄的患者，替代传统的手术治疗。特别对于一部分特殊条件的患者，血管介入治疗避免了手术的风险，成为这些患者和疾病的首选治疗方案。

动脉瘤的介入治疗发展经历了几个时期。血管内置入球囊首先应用于动脉瘤的栓塞治疗，并取得了一定疗效，但存在动脉瘤腔残留以及不同程度阻塞载瘤动脉的问题。目前该方法已被可脱性弹簧圈所取代。动静脉畸形的介入治疗方法也随介入技术的发展而改善，根据畸形血管团是否容易到达以及特异性血管构造和血管内介入治疗的目的（治愈或辅助治疗），可采用不同的栓塞材料。对颈动脉狭窄，血管介入治疗已明显成为颈动脉内膜剥脱手术以外的有效治疗手段。

一、脑动脉瘤

血管内介入治疗脑动脉瘤的指征为：

（1）由于动脉瘤的解剖结构导致手术风险很高者。

（2）伴发内科疾病。

（3）动脉瘤破裂后蛛网膜下腔出血临床情况较差者。

（4）传统手术夹闭失败以及拒绝接受开颅手术者。

术前将操作向患者解释清楚，取得患者的配合，并适当应用镇静药物。应用阿托品预防心动过缓。患者平躺在手术台，选择经股动脉插管，常规消毒，操作等同血管造影。置入一个股动脉鞘以便多次更换导管。置入微导管后静脉快速滴入5 000U肝素行全身抗凝。在透视下根据选择置入的弹簧圈的不同，将一个Tracker-18或Tracker-10导管、一个快速输送管或一个Prowler 10/14导管沿导引管和鞘置入动脉瘤腔，小心注入造影剂，在透视屏幕上测得动脉瘤的直径，然后选择合适的可脱性弹簧圈，将弹簧圈置入动脉瘤，在获得最佳构型后熔断。用大的弹簧圈形成一个篮，篮内再填塞小的弹簧圈。一般来说，选择适用于动脉瘤直径的最大弹簧圈或者比测量的动脉瘤直径长1mm的弹簧圈，然后再使用较小的弹簧圈填塞动脉瘤，直到无瘤颈残留而载瘤动脉保持通畅。介入治疗结束后，继续给予肝素和尼莫地平治疗，防止血管痉挛。

二、动静脉畸形

动静脉畸形的治疗在过去唯一的方法是手术切除，血管内介入治疗的出现和发展对此类疾病的治疗产生了极大的影响。介入治疗动静脉畸形是通过动脉插管到相应的畸形血管的供血动脉处，并将其栓塞，从而达到治疗的目的。栓塞的物质也有许多种：包括手术丝线、凝胶泡沫、巯基乙醇、聚乙烯乙醇颗粒、液态黏着多聚体以及涤纶包裹的或单纯的弹簧圈等。具体操作同血管造影，在治疗前，必须了解动静脉畸形的血流动力学和结构特点。一个畸形可由一个或多个畸形血管团组成。每一部分包括一支或几支供血动脉和引流静脉，可并发动脉瘤。术前常规应用镇静剂和肝素，对畸形血管团不同的供应动脉分别插管栓塞，畸形血管团本身有时也需要插管。在一次栓塞中，根据其供血情况栓塞1~3支供血动脉，大多数血管畸形需要数次栓塞。术中将微导管插入畸形血管团或供血动脉，注入造影剂，观察是否有反流，以免栓塞时栓塞物质反流而栓塞正常血管。通过高速脑血管造影图计算出畸形血管团供血动脉和引流静脉之间的片数估计血管畸形的血流通过时间。当选定微导管栓塞位置后，通过微导管予以利多卡因或异戊巴比妥钠证实不会栓塞任何正常血管。利多卡因用于检测颅神经，异戊巴比妥钠用于检测皮质功能。用乙碘油将栓塞剂稀释到不同浓度，以改变混合物的聚合时间，根据供血动脉的直径、血流速度、畸形血管团的大小决定栓塞剂的注射速度和剂量。注入栓塞剂后，在吸引下拔出微导管，以防止栓塞剂从微导管流出。

随着现代栓塞技术的发展，脑动静脉畸形的治疗原则有了明显的变化。介入治疗同时还可以作为动静脉畸形开颅手术切除的术前准备，以降低手术风险和相应的致残率。随着栓塞技术的改进，它将成为更有效的手术辅助治疗方式，甚至对某些患者来说可成为单一的治疗措施。

三、护理措施

（一）术前护理

1.术前访谈

术前1d访问患者，评估患者身体各器官的功能情况、穿刺部位及穿刺侧肢体情况。耐心细致地向患者解释脑血管造影或介入治疗的目的、方法、经过、预后及术前、术中、术后的注意事项。对于情绪紧张、激动的患者，要耐心安慰，可以其他康复的病友为例现身说教。

2.术前准备

术前完成心、脑、肾及血液等常规检查，颈部血管彩超及头部MRI检查，明确血管病变程度。准备好术中、术后药品和用物，如医用沙袋、优力舒弹力绷带，床边备好监护仪，吸氧、吸痰装置，抢救药品等。

3.患者准备

术前1d，嘱患者沐浴更衣，进行双侧腹股沟备皮，范围：上自脐水平线，下至双侧大腿中上段，包括会阴部。指导患者适应性训练，如床上变换体位，床上使用便器排尿、排便，深呼吸、咳嗽等。对于认知障碍、前列腺疾病及不配合的患者，手术前采取留置导尿。

4.肠道准备

指导择期手术患者于术前2d进食清淡、易消化食物，防止大便秘结。术前禁食、禁饮4~6h，进入介入室前排空大、小便。

5.用药准备

术日晨遵医嘱进行抗生素（青霉素、头孢类等）及造影剂过敏试验，常规在手术对侧肢体留置静脉留置针，保证输液通畅，便于术中及抢救用药。术前30min肌内注射安定5mg，对于血压过高的患者遵医嘱给予降压药物，如硝苯地平、乌拉地尔等，将血压控制在正常范围内。

（二）术中护理

1.心理护理

患者术中容易出现紧张、焦虑、恐惧等情绪，影响手术操作，导管室护士应尽量守护在患者身旁，适当与患者交流，介绍手术进度，告知注意事项及配合要点。可轻拍患者手臂给予安慰，安置好舒适体位，做好尿便管理。术中保持安静，操作人员避免给予患者言语刺激；遇到意外，不可慌乱失措，以免造成患者的过度紧张。对于过度紧张、躁动不安的患者，必要时遵医嘱酌情使用镇静剂，避免引起心率增快、血压过高，影响手术效果。

2.病情观察

术中密切观察患者意识状态、生命体征、尿量、血氧饱和度及术侧肢体血运情况，监测血压变化1次/5～10min，如有异常及时给予相应的处理。注意观察输液及加压灌注液管道的位置及通畅情况，保持加压灌注液的压力袋压力及灌注速度恒定，以免引起介入导管阻塞。

3.用药配合

术中肝素化是预防血栓形成的有效手段。凝血功能正常，血小板计数在10万/mm³以上的成人患者，造影时可首次给予肝素2 000U，术中同样用肝素[10U/（h·kg）]加生理盐水持续灌注。若操作＞60min，应视情况追加1 000U肝素。如发生血管痉挛，可根据医嘱给予罂粟碱60mg加入生理盐水250mL或盐酸法舒地尔30mg加入生理盐水100mL中缓慢静脉滴注。

（三）术后观察及护理

1.术后观察

术后常规给予心电血压监测，患者静卧24h，患肢制动12h。拔除鞘管后压迫止血20～30min，松手不出血后穿刺针眼处用优力舒弹力绷带加压包扎，局部用1kg沙袋加压6～8h，髋关节处于伸直位24h，注意优力舒弹力绷带的松紧度适宜，密切观察术侧肢体末端皮肤颜色、温度、动脉搏动情况，防止包扎过紧，压迫股动脉造成下肢血运受阻，导致下肢缺血甚至坏死。包扎过松，没有压迫效果，可出现皮下出血，甚至出现皮下血肿和穿刺处大出血。

2.术后常见并发症及护理

（1）血管迷走神经反射：表现为头晕、胸闷、出汗、恶心、呕吐、无力、面色苍白、四肢厥冷、心率<50次/min、血压下降，主要是由于拔管时患者紧张、疼痛刺激、体位不适、血容量相对不足等原因所致。应与医生一起拔管，备好抢救药品和器材，做好解释工作，鼓励患者尽早排尿，在病情许可下协助移动肢体。

（2）皮下血肿：与频繁穿刺、按压不充分、过早活动有关。手术医生应提高穿刺技术，拔鞘后充分按压，告知患者肢体制动的目的及具体时间，取得患者配合。

（3）过度灌注综合征：由于狭窄脑动脉突然扩张，颅内血流量明显增多，表现为头痛、头胀、恶心、呕吐、癫痫发作、意识障碍，严重者可出现同侧颅内出血。支架植入及球囊扩张术后应密切观察患者的神志、瞳孔、血压、脉搏、呼吸及尿量变化，一旦出现异常，应立即报告医生，并给予及时有效的处理。

第八节　神经内科系统临床"特殊患者"的护理

近些年，在神经内科的临床工作中多次收治一些内科疾病伴有神经系统症状的患者，如艾滋病患者伴发神经系统症状的患者，以及少数以自主神经功能障碍为突出表现如雷诺病的患者等，虽然例数不多，但是确实给神经内科的临床护理工作提出了更高的要求和挑战，对于这些患者的护理，不仅要求护士灵活运用多学科的专业知识和技能，还要培养护士科学严谨的临床思维。根据临床实际病历，将护理经验加以总结和凝练，希望给读者以帮助。

一、艾滋病神经系统并发症患者的护理

艾滋病，即获得性免疫缺陷综合征（AIDS），是由人类免疫缺陷病毒-1（HIV-1）感染所致。主要通过性接触和血液传播。目前，艾滋病已成为严重威胁世界人民健康的公共卫生问题，尚无有效治疗艾滋病的疫苗和药物，随着医疗护理水平的不断进展以及人们自我防护意识的提高，艾滋病已经从一种致死性疾病变为一种可控的慢性传染病。艾滋病患者中30%～40%有神经系统受累，且10%～27%为首发症状。开始有轻度头晕、头痛，进行性加重后出现痴呆、幻觉、性格改变、下肢瘫痪、癫痫及脑神经炎等；常见的中枢神经系统机会性感染有各种病毒性脑炎、隐球菌性脑膜炎、弓形虫脑病、类圆线虫性脑炎等。

（一）专科护理

1.护理要点

加强营养，以高蛋白质及高热量的食物为主，做好心理护理，鼓励家属陪伴，护士进行各项操作时，采取自我防护措施。严格执行消毒隔离制度，患者的血液、排泄物和分泌物应进行消毒，进展期患者应注意双向隔离。

2.主要护理问题

（1）恐惧与绝望：与预后不良、缺乏社会支持有关。

（2）营养失调：低于机体需要量与食欲下降、进食障碍有关。

（3）有感染的危险：与机体免疫力下降有关。

3.护理措施

（1）预防与消毒隔离

①发现感染者应及时上报，对感染者和家属进行HIV相关知识的普及，以避免传染给其他人。感染者的血液、体液及分泌物应进行消毒。艾滋病期患者应在执行血液/体液隔

离的同时实施保护性隔离。

②避免不安全的性行为，严禁注射毒品，不共用牙具或剃须刀。不到非正规医院进行检查及治疗。

③医务人员严格遵守医疗操作程序，加强自我防护，避免职业暴露。工作台面用75%乙醇消毒，血液或体液污染的物品或器械用0.2%次氯酸钠或漂白粉等消毒液进行擦拭或浸泡，也可高温消毒，接触患者的血液或体液时应戴手套、穿隔离衣。

④职业暴露的处理流程：出现职业暴露后，应立即向远心端挤压伤口，尽可能挤出损伤处的血液，再用肥皂液和流动的清水冲洗伤口；污染眼部等黏膜时，应用大量生理盐水反复对黏膜进行冲洗；用75%的乙醇或0.5%聚维酮碘（碘伏）对伤口局部进行消毒，尽量不要包扎。立即请感染科专科医生进行危险度评估，决定是否进行预防性治疗。如需用药，应尽可能在发生职业暴露后最短的时间内（2h内）进行预防性用药，最好不超过24h，但即使超过24h，也建议实施预防性用药。同时还需进行职业暴露后的咨询与监测。向家属宣教上述处理方法，防止感染。

（2）一般护理

①休息与活动：鼓励家属关爱患者，共同协助患者做力所能及的事，满足患者的合理诉求。注意休息，避免劳累，做好自我保护，预防感冒、感染，注意保暖。预防各种呼吸道疾病。

②饮食护理：提供舒适的用餐环境，给予高蛋白质、高热量、高维生素、易消化饮食，保证营养的供给，增强机体抗病能力。注意食物的多样性，保证色、香、味，少量多餐，细嚼慢咽。严重恶心、呕吐的患者可在餐前30min服用止呕药，腹泻患者应鼓励其多饮水，进少渣、少纤维素、高蛋白质、高热量、易消化的流食或半流食；不能进食或吞咽障碍者给予鼻饲，必要时静脉补充营养和水分。

③生活护理：满足患者日常生活需要，鼓励患者做力所能及的事情。晚期重症患者使用气垫床，保持床单位干燥、整洁，加强翻身、叩背，每2h按摩骨隆突处，每日温水擦浴，禁用刺激性洗护用品。

（3）病情观察：中枢神经系统机会性感染，患者的病情观察详见第二章"中枢神经系统感染性疾病患者的护理"；密切观察患者有无其他系统机会性感染的发生，及早发现，及时治疗。

（4）用药护理：早期抗病毒治疗可减少机会性感染。注意观察药物的疗效及不良反应，严格遵医嘱用药。使用齐多夫定（AZT）治疗者，注意其严重的骨骼抑制反应。观察有无口腔溃疡，化验血型，做好输血准备。定期检查血常规，中性粒细胞少于0.5×10^9/L时，应告知医生。抗病毒药物如阿昔洛韦应注意在1h内匀速静脉滴注，2h后鼓励患者多饮水，因为此时尿液中药物浓度最高，防止发生肾小管内药物结晶；注意不宜与氨基糖苷类药物合用，以免加重肾毒性。

（5）心理护理

①对患者的支持：艾滋病患者不仅要面对疾病的折磨、死亡的威胁，还要承受来自社会和家庭的压力和歧视，因此常常出现情绪异常，甚至有自杀倾向。护士应密切观察患者的心理变化，详细了解患者的职业、文化、家庭及个人经历等情况，注意倾听患者诉说，向患者讲解成功的病例，建立良好的信任关系，帮助他们树立起对生活的信心，激发他们求生的欲望。

②对家属的指导：艾滋病是一种可控的慢性传染病，家属应了解关于艾滋病的传播方式、如何防治等基本信息。不歧视、不远离，真心给患者精神上的支持，帮助他们树立生活的信心。同时注意自我防护，防止HIV的进一步传播。

（二）健康指导

1.疾病知识指导

（1）概念：艾滋病是由人类免疫缺陷病毒-1（HIV-1）感染所致。

（2）主要原因：HIV侵入人体后，直接侵犯人体免疫系统，把人体免疫系统中最重要的T4淋巴组织作为攻击目标，寄生于T4淋巴细胞内最为核心的部位，成为一种"患者基因"的痼疾，随免疫细胞DNA复制而复制，大量破坏T4淋巴组织，产生高致命性的内衰竭，使人体产生多种不可治愈的感染和肿瘤，最终导致患者死亡。HIV病毒作为艾滋病的致病因子，不仅是一种造成机体免疫缺陷的嗜淋巴细胞病毒，亦是危险的嗜神经病毒，感染早期即可侵犯神经系统。同性恋、多个性伴侣、静脉吸毒史、血友病、多次输血和HIV感染者的婴儿是罹患本病的高危人群。

（3）主要症状：HIV感染的不同阶段产生不同的神经系统表现，依据起病急缓、病程长短、病毒侵及神经系统的部位不同及是否伴有其他病原体感染可将AIDS的神经系统感染分4类。

①神经系统HIV原发性感染：A急性原发性感染：急性可逆性脑病；急性化脓性脑膜炎；单发脑神经病（如Bell麻痹）；炎症性神经病（如吉兰-巴雷综合征）。B慢性原发性感染：AIDS-痴呆综合征；复发性或慢性脑膜炎；HIV-1空泡样脊髓病；周围神经病；肌病。

②中枢神经系统机会性感染：脑弓形虫病为AIDS最常见的机会性感染，其次还可见于真菌感染、病毒感染、细菌感染、寄生虫感染。

③HIV继发性神经系统肿瘤：因细胞免疫功能被破坏，使其对某些肿瘤的易感性增加。其中原发性淋巴瘤是艾滋病中最常见的一种。

④继发性脑卒中：肉芽肿性脑血管炎可引起多发性脑血管闭塞；非细菌性血栓心内膜继发脑栓塞；血小板减少导致脑出血或蛛网膜下隙出血。

（4）常用检查项目：HIV抗原及抗体测定、血培养、CSF病原学、EEG、头部CT、头部MRI等。

（5）治疗：主要治疗原则是积极抗HIV治疗、增强患者免疫功能和处理机会性感染及肿瘤等神经系统并发症。

①抗HIV治疗：常用药物有核苷反转录酶抑制药；非核苷反转录酶抑制药；蛋白酶抑制药。

②增强免疫功能：可应用异丙肌苷、甘草酸、香菇多糖、白介素-2、胸腺刺激素等，或进行骨髓抑制、胸腺移植、淋巴细胞输注等免疫重建。

③治疗机会性感染：脑弓形体病可用乙胺嘧啶或磺胺嘧啶，单纯疱疹病毒感染可用阿昔洛韦，真菌感染用两性霉素B治疗。

④中医药及针灸治疗：研究证实部分中药和针灸可提高AIDS患者免疫系统功能，并能一定程度的抑制HIV。

（6）预后：病情稳定进展或因并发机会性感染急剧恶化，半数AIDS患者在1～3年内死亡。

2.饮食指导

营养支持对艾滋病患者起着辅助治疗的作用，同时改善了患者的生活质量，应指导其充分认识到保证营养充足的重要性。评估患者的营养状况以及食欲，指导患者进食高热量、高蛋白质、高维生素、易消化饮食，以保证营养供给，增强机体抗病能力。根据患者饮食习惯，注重食物的色、香、味，尽量能激发患者的食欲。若有呕吐，宜在餐前30min给予止呕药。若有腹泻，能进食者鼓励患者多饮水或果汁、肉汁等，忌食生冷及刺激性食物。

3.用药指导

注意观察药物的疗效及不良反应，严格遵医嘱用药。使用ZDV或AZT治疗者，注意其严重的骨髓抑制作用；应用免疫调节药物如干扰素时应注意有无头痛、乏力、肌痛、全身不适等"流感样症状"；应用抗病毒药物时，应注意患者肝、肾功能变化。

4.日常生活指导

指导家属遵守保密原则，营造一个友善、理解、宽松和健康的生活和治疗环境。对患者尤其加强性道德教育，讲解感染时的症状和体征，避免过劳，适当限制活动范围防止继发感染，出现症状、感染或恶性肿瘤者，应住院治疗。患者及HIV携带者的血液、排泄物和分泌物应进行消毒，进展期患者应注意保护性隔离。严禁献血、献器官及精液，性生活使用避孕套。已感染HIV的育龄妇女避免妊娠、生育，哺乳期妇女应人工喂养婴儿。

（三）循证护理

艾滋病患者的心理复杂，一般会经历5个时期，应根据不同患者不同时期的心理特征予以相应的护理措施，使每位患者都能正确对待疾病。护理HIV感染的患者是一件极具挑战性但又非常有价值的任务。高度复杂的心理社会因素使护理工作面临着极大的困难，只有根据不同患者、不同时期的心理特征予以相应的护理措施，才会更大程度地帮助艾滋病患者回归社会，重拾自我。调查结果显示，护理专业人员对AIDS基本知识有一定的了解，尤其对AIDS的血液、母婴传播途径的回答正确率大于95%，但有很多知识知之甚少，因此多举办护理专业人员AIDS知识专题学习班已势在必行。

二、雷诺病患者的护理

雷诺病又称肢端动脉痉挛病，是阵发性肢端小动脉痉挛而引起的局部缺血现象，表现为四肢末端（手指为主）对称性皮肤苍白、发绀，继之皮肤发红，伴感觉异常（指或趾疼痛），多见于青年女性，寒冷或情绪激动可诱发。继发于其他疾病的肢端动脉痉挛称为雷诺现象。

（一）专科护理

1.护理要点

给予患者高蛋白质和高维生素饮食，不宜食生冷、油腻、硬、辛辣、刺激性食物。密切观察患者肢端皮肤、指甲色泽及温度变化，预防坏疽发生。日常注意肢体保暖，尽可能避免接触冷水，加强皮肤护理，皮肤瘙痒时勿抓挠，以免皮肤破溃感染。对于发生溃疡者应保持皮肤清洁、干燥。

2.主要护理问题

（1）感、知觉紊乱：与肢端小动脉痉挛引起局部缺血有关。

（2）焦虑：与疾病反复发作有关。

（3）知识缺乏：缺乏疾病相关知识。

3.护理措施

（1）一般护理

①休息与活动：日常生活注意休息，劳逸结合，保证充足睡眠，活动时注意安全，尽量避免手指或脚趾操作，引起溃疡，导致疾病发作。

②饮食护理：鼓励患者进食高蛋白质、高维生素饮食，宜食温性食物，如羊肉、鸡蛋、牛奶等。不宜进食生冷、油腻、坚硬、辛辣、刺激性食物，如冷饮、冰水、绿豆、辣椒、咖啡等，忌暴饮暴食。

③生活护理：情绪激动或精神紧张可诱发本病，因此对患者的心理护理十分关键。护士应及时了解患者的心理与精神状态，主动与患者沟通，耐心倾听患者的感受，帮助分析、解释病情，安慰患者，使患者正确面对疾病，保持乐观的情绪，积极配合治疗。

（2）用药护理：按医嘱正确给药，告知患者药物的作用、不良反应及使用药物期间的注意事项，应用钙通道拮抗药时常有面部发红、发热、头痛、踝部水肿、心动过速等不良反应。

（3）心理护理：情绪激动或精神紧张可诱发本病，因此对患者的心理护理十分关键。护士应及时了解患者的心理状况与精神状态，主动与患者沟通，关心患者，耐心倾听患者的感受，帮助分析、解释病情，安慰患者，使患者正确面对疾病，保持乐观的情绪，积极配合治疗。

（二）健康指导

1.疾病知识指导

（1）概念：雷诺病是血管神经功能紊乱引起的肢端小动脉异常痉挛性疾病。

（2）病因：雷诺病病因不清，可能与以下因素有关。

①交感神经功能紊乱：研究发现，患者末梢神经α-肾上腺素能受体的敏感度增高、受体密度增加及β-突触前受体反应性增强。当受寒冷刺激时，指（趾）血管痉挛性或功能性闭塞引起肢端局部缺血，皮肤苍白；血管扩张时局部血液淤滞引起皮肤发绀。

②血管敏感性因素：肢端动脉本身对寒冷的敏感性增加所致。

③血管壁结构因素：血管壁组织结构改变可引起正常血管收缩或血中肾上腺素出现异常反应。

④遗传因素：某些患者的家属常有血管痉挛现象。

（3）主要症状：表现为间歇性肢端血管痉挛，伴有疼痛及感觉异常，发作间歇期除表现为指（趾）寒冷感及潮湿感，可无其他异常。典型的临床发作可分为3期。

①缺血期：当遇冷后或情绪激动时，双手指或脚趾、鼻尖、外耳郭可发生对称性小动脉痉挛，毛细血管也随之痉挛，表现为末端开始的发白、发凉，肢端皮肤温度降低，同时皮肤出冷汗，伴感觉麻木、减退、蚁走感及疼痛感等。

②缺氧期：毛细血管扩张淤血，肢端呈青紫色，界限明确，受压时消失，且伴疼痛，延续数小时至数日，然后消退或转入充血期。

③充血期：动脉充血，皮肤温度上升，色泽先转为潮红，以后恢复正常，部分晚期病例指尖有溃疡或坏疽，肌肉和骨质轻度萎缩。

（4）诱因：多于冬季发病，寒冷是最重要的诱发因素，少数可因情感变化而诱发。

（5）常用检查项目：血沉、彩色多普勒超声、激发试验（包括冷水及握拳试验）、主动脉造影、手部X射线、微循环检查、免疫指标检测。

（6）雷诺病的治疗

①预防发作：注意保暖，包括手足及全身保暖。经常手部按摩，改善肢端循环。保护皮肤，涂抹乳膏防止干裂。戒烟，避免精神紧张、激动及操作振动机器等诱因。

②药物治疗：可选用钙离子拮抗药、血管扩张药和前列腺素等药物。

③其他治疗：包括外科治疗、血浆交换治疗、条件反射和生物反馈疗法等。

（7）预后：雷诺病经积极治疗，预后较好。由自身免疫性风湿病引起的雷诺现象，一般预后较差。

2.饮食指导

指导患者加强营养，多食营养丰富的食物，增强体质和机体抵抗力，禁食生冷、油腻、辛辣、刺激等食物。

3.用药指导

指导患者如何正确服用药物，及时询问患者服用口服药的情况与不良反应等。告知患者不可随意调节药物的剂量或停药，以免影响治疗效果。

4.日常生活指导

督促患者适当的运动，提高机体耐寒能力，以减少并发症，促进康复。指导家属理解和关心患者，锻炼过程中有家人陪同，防止跌倒、受伤。

5.预防复发

（1）严格遵医嘱服药。

（2）避免各种诱因的发生。

（三）循证护理

雷诺病是血管神经功能紊乱引起的肢端小动脉异常痉挛性疾病。临床特点是阵发性肢端对称的小动脉痉挛引起皮肤苍白、发绀，痉挛动脉扩张充血导致皮肤潮红，伴感觉异常。但病因目前尚不明确，加强保暖、避免诱因可降低本病发病率，该病的治疗也在进一步探索中。有学者认为经过中草药治疗可提高疗效，外用熏洗药物可促进血液循环，解除血管痉挛。另外对继发性雷诺综合征要针对原发病采用中西医结合疗法，发挥各自优势，方可取得好的疗效。研究表明臂丛神经与星状神经节阻滞是疼痛治疗中较常采用的方法，必须密切观察患者的反应；经动脉药物灌注治疗，患者肿胀、刺痛等症状明显改善。

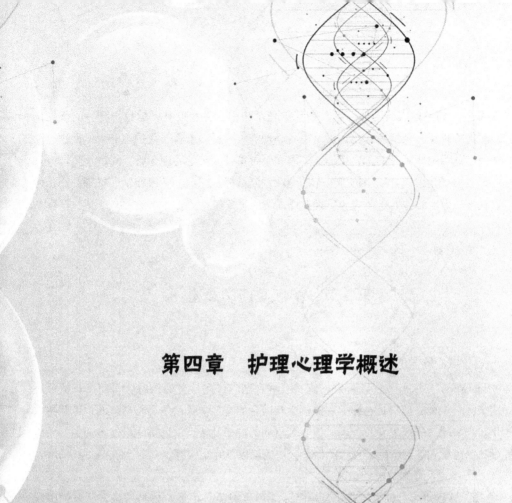

第四章　护理心理学概述

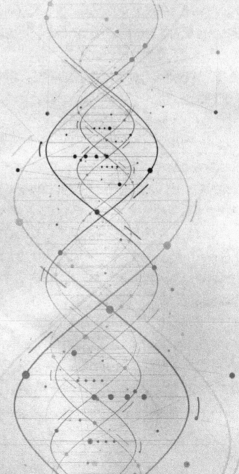

随着医学和护理模式的转变，在现代护理工作中，患者被看成是身心统一的整体。关注患者的心理反应及情绪变化，满足患者心理需求，提高患者自我护理能力，促进患者早日康复已成为临床护理的重要目标；同时，维护护理人员的心理健康，对护理人员进行职业心理素质优化也成为临床护理工作的专业发展目标。因此，学习和掌握护理心理学相关的理论知识及实践技能已经成为护理工作人员的重要任务。

第一节 护理心理学概述

一、护理心理学的概念

护理心理学尚未形成一致公认的定义，综合国内许多学者的认识，目前可将护理心理学定义为：护理心理学是心理学和护理学相结合的交叉学科，是将心理学的理论和技术应用于护理领域，研究患者及护理人员心理活动的规律及特点，以实施最佳护理的一门应用性学科。理解和掌握护理心理学的概念，应明确以下几个问题。

（一）护理人员和护理对象

护理人员和护理对象是护理心理学的主要研究对象。护理对象包括患者、亚健康状态的人群和健康人群。就是说护理心理学既要研究在护理情境下"患者"个体心理活动的规律，又要研究"护理人员"本身的心理活动规律。

（二）护理情境的影响

又称特定社会生活条件，指所有可能影响患者、护理人员心理活动规律的社会生活条件，如医院、社区、家庭等。不同的护理情境对护理人员和护理对象的影响是不同的，如在急诊患者救治的情境下，当患者感到医护人员有条不紊、镇定自若地进行护理操作时，其紧张情绪就会缓解，产生有利于康复的心理活动。反之，如果患者处于杂乱无章的环境，医护人员惊慌失措、手忙脚乱，会使患者的紧张情绪加重，产生使病情恶化的心理活动。所以护理心理学是研究在护理情境这个特定的社会生活条件下，护理人员和护理对象心理活动发生、发展及其变化规律的学科。

（三）护理人员和护理对象内在心理因素的影响

护理心理学在重视护理情境对护理人员和护理对象心理活动影响的同时，也强调护理人员和护理对象内在心理因素对护理人员和护理对象心理活动的影响。护理人员和护理对象内在心理因素是指个性倾向性和个性心理特征，如理想、信念、能力、气质、性格等。不同个性心理的患者在相同的疾病和护理情境中，会产生不同的心理反应；不同个性的护理人员在对相同疾病的患者护理时也会产生不同的心理反应，从而影响护理质量。

二、护理心理学的研究对象和任务

（一）护理心理学的研究对象

护理心理学的研究对象包括护理对象和护理人员两部分，其中护理对象包括患有各种疾病的患者、健康受到威胁的亚健康状态的人群和健康人群。

研究疾病对患者的心理活动的影响和心理因素对健康的作用，以及生理、心理和社会因素之间的相互作用；研究患者普遍的心理反应和不同性别、不同年龄阶段、患不同疾病的心理特点。研究健康状况受到潜在因素威胁的亚健康状态的个体，如人格因素、情绪因素、社会文化因素等潜在因素对健康的影响。研究正常的心理活动、健康的行为方式、应激的应对方式等对健康的维护和促进作用。

对于护理人员，主要是研究护理人员的角色人格（心理素质）的培养，良好职业素质的塑造和养成，护理人员的心理活动对护理对象的积极和消极影响，以及如何维护和促进护理人员的心理健康等。

（二）护理心理学的研究任务

护理心理学的任务是将心理学的理论和技术应用于临床护理，指导护理人员。根据患者的心理活动规律做好心理护理工作。为实现这一任务，护理心理学必须深入研究以下内容：

1.研究患者的心理特点

深入研究不同年龄阶段、不同疾病、不同性别患者的一般心理活动规律和特殊心理活动特点，以实施最佳的心理护理，促进患者早日全面康复，这是护理心理学的重要任务之一。

2.研究身心相互作用对健康的影响

医学的发展已充分证实心理社会因素对个体的健康和疾病及其相互转化发挥着重要作用，因此，护理心理学要研究和阐明心理社会因素在疾病的发生、发展和转归过程中作用的途径和规律，护理人员了解心理社会因素对疾病的影响及相互作用的规律，可以更好地对患者进行整体性护理。

3.研究心理评估和心理干预的理论和技术

护理心理学要研究评估患者的心理活动的技术和方法，同时还要研究对患者异常心理活动进行干预的理论和技术，这是心理护理过程中最重要的方面。护理人员要掌握正确有效的心理评估技术，能给患者提供客观准确的心理活动量化测评，并且护理人员要掌握心理护理所必需的心理干预技术，根据患者心理问题的性质、人格特征以及自身的经验等，对患者存在的心理问题进行干预，使其得到解决或缓解。例如，权威性的劝说和解释可以改变患者的认知方式，感人话语的温暖可转变患者的情绪状态，巧妙积极的暗示可以使患者按照医护人员的意志行事。类似的这些干预理论和技术是护理心理学的重要任务。同时，研究如何运用心理学知识和技术促进患者的身心健康，促进护理心理学理论和技术的完善和发展，增进患者的全面康复。

4.研究及培养护理人员的心理素质

护理人员通过护理实践为患者减轻痛苦，使之恢复健康，要做好这项工作，就要求护理人员必须具备良好的职业心理素质。护理人员要培养积极的正面情感，有适当的情感表达力和自控力，较好的人际沟通能力，以及较强的对挫折、冲突与孤独的容忍力和耐受力。护理人员对患者要有同情心，尊重、满足他们的合理需求；在工作中还要表现出高度的责任心，以增强患者的安全感等。同时，护理人员承担着繁重的工作，随时面临着许多不可预料的突发事件和意外，因此，现代护理工作对护理人员的心理素质提出了更高的要求，如何培养这些优良的心理素质，是护理心理学的重要内容。

三、学习护理心理学的意义

（一）适应医学模式的转变

随着医学模式由"生物医学模式"向"生物—心理—社会医学模式"的转变，护理模式也随之由"以疾病为中心"的模式向"以患者为中心"的整体护理的模式转变。现代护理对护士的素质、知识、能力提出了更高的要求。护理心理学作为一门学科，既有其独立的内容，又有与医学密不可分的一面，要求护理专业学生在掌握医学知识的同时，还应具备护理心理学的知识与技能及与护理相关的边缘学科的知识。因此，护理专业的教育模式和教学内容需发生改变以适应医学模式的转变。

（二）护理心理学推动护理学的发展

传统的生物医学模式，束缚着护理学的深入发展，尽管在实践中大量的事例足以说明护理与医学同等重要，但人们独尊医疗忽视护理的观念根深蒂固，常常使护理工作附属于医疗工作，结果阻碍了护理事业的发展。护理心理学研究护理中的心理社会因素对护理对象健康和疾病的影响，研究护患心理问题，主张将生物护理和心理护理融为一体，实行整体化护理，护理对象由面对患者转向了面对人群，形成"生物—心理—社会"护理模式，大大地拓宽了护理工作的范畴，丰富了护理学的内容，使护理学适应了社会的发展，从而改善和提高了护理学地位，促进护理学事业的发展。

（三）护理心理学有助于提高护理质量

目前我国护理界迫切需要护理心理学的发展，只有护理心理学发展起来，普及开来，护理人员才能懂得患者的心理活动规律，才能采取相应的措施进行心理护理。患者来自不同的社会环境，从事不同的职业，有着不同的习惯与爱好，有不同的性格，就会有不同的心理需要，对待疾病也会有不同的态度。这些都要求护理人员学习护理心理学，认识和掌握患者的心理活动规律，采取相应技术进行护理。只有全面地认识疾病和患者，并以此为依据进行全面恰当的护理，才能使患者感到生理上舒适、心理上舒畅，减少护患纠纷，从而有助于提高护理质量，促进康复和维持健康。

（四）改善护患关系

护患关系是临床护理的核心问题，也是各种护理活动的基础。由于高新技术和高新设备在临床上的广泛应用，护患之间的交流被冰冷的机器阻隔，护患关系日趋物化，严重制约了护患之间的交流。而将市场经济引入医院，片面追求经济效益，也损害了护患关系。护理心理学为整体护理的开展提供了途径和方法，广大护理人员掌握了心理护理的理论和技术，能在护理实践中为患者倾注更多的人文关怀，加强双方的交流和医疗互动，改善护患关系。

（五）提高护理心理评估和心理干预能力

心理评估就是科学地运用多种手段从各个方面获得信息，对某一心理现象进行全面、系统和深入的客观描述、单独或辅助对心理障碍或心身疾病做出心理诊断，或帮助正常人及时发现心理问题，以便及时调整和矫正。心理干预则是在确诊的基础上，采用一系列适合患者的心理治疗方法，对其心理问题及行为进行矫正或治疗。护理专业的学生通过学习、理解护理心理学的理论、掌握护理心理学的技能，有利于提高护理心理评估和心理干预能力，以利于对护理对象进行评估和干预，预防各种身心疾病的发生，增加人们的生活满意度和幸福感。

（六）护理心理学有助于提高护理人员的素质

复杂而繁重的护理工作对护理人员提出了较高的心理素质的要求，如平稳宁静的心境，敏锐的观察力，准确快速的记忆力，敏捷的思维力，超出常人的忍耐力，精炼的语言表达能力和丰富的情感感染力等。这些心理素质的培育与养成，必须要在心理学理论的指导下，经过实践磨炼才能获得。因此，护理人员学习护理心理学，有助于培养个人良好的心理品质，提高自身心理修养。

四、护理心理学的发展趋势

（一）国外护理心理学发展概况

1.护理模式转变促进护理心理学发展

随着"生物—心理—社会"医学模式的提出，使护理工作的内容由单纯的疾病护理转变为以人的健康为中心的整体护理。临床心理护理通过有效的交流沟通、建立良好的护患关系，使个性化护理、程序化护理、文化护理或宗教护理等形式得以实现。以患者为中心的整体护理思想带来了护理领域的变化：护理工作的主动性增加，从被动的疾病护理转变成为患者实施生理、心理、社会及文化的整体护理；护理工作除了执行医嘱和各项护理技术操作之外，更侧重对人的研究，心理、社会和文化因素对患者疾病转归和健康的影响已经被认识。护理人员不仅仅是患者的照顾者，更多的是患者的健康教育者、咨询者和健康的管理者；患者有机会参与到对其治疗和护理方案的决策之中。总之，国外护理心理学主张：把疾病与患者视为一个整体；把"生物学的患者"与"社会心理学的患者"视为一个整体；把患者与社会及其生存的整个外环境视为一个整体；把患者从入院到出院视为一个连续的整体。

2.护理心理学教育促进心理护理人才培养

为提高护理专业人才维护人类健康的能力，一些发达国家和地区根据现代护理人才的培养目标，对护理专业教育的课程设置及人才的知识结构进行了大幅度调整，在课程设置中有目的地增加心理学课程的比重。内容包括普通心理学、发展心理学、生理心理学、社会心理学、变态心理学、交谈与安慰艺术、社会医学、行为学等，使护理人才的知识体系更贴近整体护理模式的需求，在教学中强调护患关系及治疗性沟通对患者心身康复的重要性及护理人员沟通技能的训练。

3.心理疗法开展促进临床心理护理发展

将心理疗法应用于临床心理护理实践，成为国外护理心理学研究的一个重要特点。应用于临床心理护理的疗法有认知行为疗法、森田疗法、音乐疗法、放松训练等。在应用过程中，突出强调实用和效果，强调无损患者心身的原则，许多研究采用心理评定量表评估实际效果。

4.开展护理心理学理论研究促进护理心理学发展

运用定量研究揭示护理人员、患者及家属的心理特点及变化规律，了解心理干预策略和心理护理的效果，在国外护理心理学研究中非常流行。而近年来质性研究也不断应用于护理心理学研究中，其研究方法以参与观察、无结构访谈或结构访谈来收集患者资料。分析方式以归纳法为主，强调研究过程中护理人员的自身体验。这些研究的开展提高了护理心理学的科学性和实践价值，对护理心理学的科学发展起到了极大的推动作用。

（二）我国护理心理学发展概况

1981年我国学者刘素珍提出"应当建立和研究护理心理学"，至此我国护理心理学的研究逐步深入，其科学性以及在临床护理工作中的重要性引起学术界及卫生管理部门的高度重视，人们广泛接受这一理念。在过去的二十多年时间里，护理心理学取得了令人欣喜的成绩。1991年人民卫生出版社出版的高等医学院校教材《护理心理学》，将护理心理学归为医学心理学的一个分支学科。1995年11月，中国心理卫生协会护理心理学专业委员会在北京正式成立，护理心理学领域成为国内最高层次的学术机构。1996年，经有关专家学者讨论将护理心理学教材正式命名为《护理心理学》，并被列为"九五"国家级重点教材，由此护理心理学在我国成为一门独立的学科，学科建设步入了新的历史发展时期。

1.学科建设日趋成熟和完善

护理心理学作为一门具有心理学本质属性、应用于临床护理实践领域中的新兴独立学科，随着人类健康观的发展与完善，在进一步确定学科性质、学科发展目标、构建学科理论体系及实践模式中逐渐走向成熟。

首先，护理心理学人才队伍已经形成。随着护理心理学知识的普及及临床心理护理实践的开展，护理心理学人才队伍得到建设，他们既具有丰富的临床经验，同时又是有护理心理学造诣的护理专家，还有许多是热爱心理护理工作的护理骨干，并且培养了一批护理心理学学科带头人。同时由于重视护理人员自身心理素质训练，优秀的护理人才不断产生。其次，护理心理学的最高学术机构得到确定，全国护理心理学专业委员会成为国内最高层次的学术机构。再次，专业基础教育的实施日益完善。《护理心理学》作为护理教育的必修课，始于20世纪80年代初我国恢复高等护理教育后，不久就从浅显的知识性讲座过渡到了系统传授专业化理论的必修课。目前，护理心理学教学工作日益广泛深入，教学活动丰富新颖；研究生培养方面，已经招收了护理心理学研究方向的硕士、博士研究生，为培养专业性心理护理人才和具有较高心理素质的心理护理专家奠定了基础。

2.心理护理科研活动深入开展

目前广大护理工作者积极开展心理护理的应用研究，随着心理护理方法研究的不断深入，对患者心理活动共性规律和个性特征探索的科学研究，取代了以往千篇一律的经验总结；临床心理护理的个案研究、系统性的患者心理研究及前瞻性研究逐渐增多，标准化心理测验的量化研究正在逐渐取代陈旧的研究方法，这些对心理诊断、心理护理程序、心理评估体系、护理人员人才选拔及培养都起到了积极推动作用。心理护理的研究开始注重研究设计和影响因素控制，研究论文大多采用量表或问卷评估患者的心理状况，以生命质量评估护理效果，还有大量的文章采用Meta分析，这些都是护理心理学科研方法的进步。研究论文在数量上逐年递增，论文大量发表在《中华护理杂志》《中国心理卫生杂志》和《护理管理杂志》等刊物上。这些都极大地促进了护理心理学专业的发展，推动护理心理学的学术研究和交流。

3.临床心理护理方法得到应用

随着护理心理学地位和作用的日益突出，广大临床护理人员开展心理护理研究的热情不断提升，许多护理工作者探究针对性的心理护理方法，在临床心理护理中不断强调根据患者的人格心理特征，实施个性化护理，开展因人而异、因病而异的心理护理方法，提高了心理护理的质量和效果，有效地推动了我国心理护理事业的发展。今后临床心理护理仍然是护理心理学研究的重点内容，要掌握个体化原则，针对每个患者不同情境下的心理状态和特点施以相应的护理；要运用"护理程序"指导心理护理实践，逐步完善和创建科学的心理护理方法，加强临床心理护理的可操作性研究。

第二节　护理心理学的研究方法

　　加强护理心理学的方法学建设，有利于护理心理学科研水平和成果质量的提高。护理心理学作为一门新兴的交叉学科，目前它的研究方法还没有自身的方法学体系，基本与心理学、社会学、生物学和医学等学科的研究方法具有相似性。其研究方法主要有观察法、调查法、实验法、个案法。

一、观察法

（一）概念

　　观察法是指研究者通过感官或借助一定的科学仪器，在一定时间内，有目的、有计划地考察和描述客观对象并收集研究资料的一种方法。这种方法是通过对研究对象的动作、表情、言语等外显行为的观察，来了解人的心理活动。作为科学研究史上最原始、应用最广泛的方法，观察法是从事任何研究都不可缺少的。

（二）分类

1.依据研究情景的不同

　　观察法可分为自然观察法和控制观察法。

　　（1）自然观察法：在自然情境中对个体行为做直接或间接的观察记录和分析，从而解释某种行为变化的规律。如护士通过生活护理和治疗护理，观察患者的姿势、动作、表情等。自然观察到的内容虽然比较真实，但由于影响个体活动的因素过多，而难以对自然观察的结果进行系统推论。

　　（2）控制观察法：又叫实验观察法，指在预先设置的观察情境和条件下进行观察的方法，其结果带有一定的规律性和必然性。在进行有关儿童行为、社会活动或动物行为的观察时多采用此观察法。

2.根据不同的研究目的和要求

　　观察法可分为连续性观察、轮换性观察、隐蔽性观察。

　　（1）连续性观察：指对同一对象的同一问题所进行的持续的、多次反复的观察。这种方式多用于对患者个性化心理问题的研究。如针对某个因患急性心肌梗死而住进重症监护病房的患者，要了解其病情变化是否与情绪波动有关，就必须对该患者的情绪状态与病情发展的关系进行持续、反复的观察，才可能获得比较可靠的结论。

　　（2）轮换性观察：指对同一问题进行观察研究时，需变换几次甚至几十次对象施以反复观察。这种方式比较适用于对患者心理状态的一些共性问题的研究。例如，想了解患某一类疾病的患者的一般心理特点，仅通过观察一个患者的心理反应很难得出正确结论，必须分别对患此类疾病的不同患者的心理活动进行轮番观察，才可能归纳出他们因患有某种疾病而产生的共性的心理问题。

（3）隐蔽性观察：指研究者的观察活动需在被研究者不知情的状况下进行，力求使被研究者的心理活动在自然情景中真实流露。这种观察方式既适用于对患者共性心理问题的研究，也适用于对患者个别心理问题的研究。观察若在室内进行，一般需设置里明外暗的观察室，研究者可通过单向"观察窗"，对研究对象的言行做详细观察而不被研究对象所察觉。如果观察性研究在室外展开，研究者可通过扮演"假被试"，与那些"真被试"打成一片，在掩盖其真实身份的情况下亲身参与其中，以获得较可靠的结果。在运用隐蔽性观察法进行研究时，研究者需要特别注意所涉及的伦理学问题。

（三）观察研究的基本原则

1.重复性原则

由于时间因素的影响，仅根据1~2次观察即做出结论，免不了有很大的偶然性。只有多次反复地观察，才有助于发现研究对象心理活动的稳定性特征，使所得结果更具有代表性。

2.主题性原则

是指在每一次具体观察研究的过程中，只能确定一个观察主题，观察一种行为，以避免观察指标设置太多，造成彼此干扰，无法得到准确的研究结论。如观察病室环境（物理环境）对患者情绪状态的影响，研究者除了必须把物理环境与社会心理环境严格区分，还要进一步对物理环境中的噪声、通风、采光、病室环境等各种观察指标加以区别。

3.真实性原则

该原则充分体现在隐蔽性观察的研究方式中。隐蔽性观察的目的是为了防止被观察者的心理活动出现某些假象，比如被试者的"迎合"心理或"逆反"心理。如果被试者了解研究者的意图，当他们产生"迎合"心理时，就会主动配合研究者，有意表现出符合研究者主观愿望的心理活动；当他们产生"逆反"心理时，则可能一反常态地表达自己的心理反应。因此，上述两种情况，都是被试者以假象掩饰真实心理状态的结果，都会使收集的资料失去意义。

（四）观察法的优缺点

1.优势

操作简便易行，不受时间、地点和条件的限制；观察者在被观察者不知情的自然情境下如家中、学校或工作单位进行，行为表现相对真实可信，这种方法可以为以后的研究提供方向；其他心理评估方法很难实施的人群，如语言障碍、发育迟缓儿童、聋哑人和婴幼儿，可以进行行为观察法；观察法费用低，使用仪器较少。

2.局限性

行为观察法观察到的只是表面的行为表现，某些现象很少出现，甚至只出现一次，无法重复观察；且观察结果易受观察者自身水平和主观意识影响，不易客观比较；观察法不适用于内隐行为的研究，例如，手淫、低声威胁和抱怨等；有些观察指标不易定量，如情绪方面的行为表现的程度难以用定量的指标衡量。

二、调查法

（一）概念

调查法是通过访谈或问卷等形式，系统地、直接地从某一群体的样本中收集资料，并通过对资料的统计分析来认识心理行为现象及其规律的方法。这种研究方法比较简便、可行，调查所得结果具有一定参考价值，在社会心理学等领域被广泛采用。对护理心理学研究而言，在分析患者心理需要、了解患者心理特点等问题时，通常可采用调查研究法。

（二）主要方式

1.问卷法

问卷法是研究者将事先设计好的调查表或问卷发放给研究对象，由其自行按阅读操作要求填写问卷，然后再由研究者回收并对其内容进行整理和分析的方法。问卷调查的质量与研究对象对问卷的内容、目的等的了解以及其合作程度有关。调查问卷法具有节省时间、信息量大、匿名性好、避免人为因素影响的优点。但是问卷的回收率有时难以保证，被研究对象的文化水平、对问题的理解程度常常影响问卷法的适用范围。采用集中指导式填写可避免上述缺点。

2.访谈法

首先选择和培训调查员，由他们按照调查的设计要求与研究对象进行晤谈或访问，并按同一标准记录访问时研究对象的各种回答内容。访谈法是一种以口语为中介、晤谈双方面对面交往和互动的过程，受研究者和研究对象之间关系的影响。此调查法的回答率较高，质量较好，适用范围广，但这种方法容易出现一些访问偏差。

3.测验法

测验法是心理学收集研究资料的重要方法，也可以收集某些生理学研究指标的测试资料。最常用的是心理测验，它要求使用经过信度和效度检验的心理行为量表，如各种人格量表、智力量表、症状评定量表等。心理量表设计与使用的具体内容将在第六章详细介绍。

（三）注意事项

1.精心策划

进行调查前必须精心设计调查表，力求就某范围的调查获得较大的信息量，以便在资料分析时得到更多有价值的结果。信息量小的调查问卷往往易导致片面的结论。

2.确保真实

为确保调查结果的真实性，调查问卷一般可采用无记名方式收集资料，以打消被调查者的答卷顾虑。访谈调查时，则需要调查者积极营造一个和谐、宽松的谈话氛围。必要时，调查者还可以向被调查者做出替他保守个人隐私的承诺，以便被调查者能无拘无束地袒露心声。

3.科学抽样

调查研究的成败，主要取决于所抽样本的代表性，故调查研究法又称为抽样调查。抽样调查就是要用部分来估计全部，用有代表性的样本来估计总体情况。随机抽样是可以增强调查结果代表性的常用方法。

4.通俗易懂

调查者在自行设计问卷时，应注重文字表达上的言简意赅和通俗易懂。同时还应考虑如何方便作答，尽量选用"是非法""选择法"的答题方式供被调查者使用，以便被试者能在比较轻松的状态下顺利地完成调查问卷。

（四）调查法的优缺点

1.调查法的优点

简单易行，不受时间和空间的限制，不需要复杂的设备，在短期内便可获得大量的报告资料。

2.调查法的缺点

调查结果的可靠性受被试者的影响很大，不合作的态度会降低研究的效度。若是访谈法，研究者需要投入较多的人力和时间。另外，问卷的编制质量和适用范围也会影响结果。

三、实验法

（一）概念

实验法是指在观察和调查的基础上，对研究对象的某些变量进行操纵或控制，创设一定的情景，以探求心理现象的原因、发展规律的研究方法。与其他研究方法相比，实验法被公认为是最严谨的方法。

（二）分类

实验研究具体包括实验室实验、实地实验、模拟实验三种。不同学科的学术研究，对三种实验法的使用也各有侧重，护理心理学常用的实验研究是后两种。

1.实验室实验

在特定的心理实验室里，借助各种仪器设备，严格控制条件以研究心理行为规律的方法。实验室可以实现程序自动化控制的各种模拟环境，借此研究特殊环境中，心理活动的变化及相应的生理变化规律。例如，我们在实验室中安排三种不同的照明条件（由弱到强），让被试者分别在不同照明条件下，对一个短暂出现的信号做出按键反应，通过仪器记录被试者每次的反应时间，这样就可以了解照明对反应时间的不同影响。由于对实验条件进行了严格控制，运用这种方法有助于发现事件的因果联系，并允许人们对实验的结果进行反复验证。实验室实验的缺点是由主试者严格控制实验条件，使实验情境带有极大的人为性质。被试者处在这样的情境中，又意识到自己正在接受实验，就有可能干扰实验结果的客观性质，并影响到将实验结果应用于日常生活中。

2.现场实验

在日常生活条件下，对某些条件加以适当的控制或改变，以研究心理行为规律的方法。主要特点是，在控制的条件下，研究者系统地操纵或改变一个或几个变量，观察、测量和记录对其他变量的影响。从对控制实验的干扰因素来看，现场实验虽不及实验室实验那么便利，但它具有更接近真实生活、研究范围更加广泛、实验结果易于推广等优点。最简单的实验设计是将研究对象分为两个组，即实验组和对照组。两组之间除了要研究的影响因素不同外，其他方面均相似。实验研究的质量在很大程度上取决于实验设计，巧妙的设计可以获得理想的结果。

3.模拟实验

模拟实验是指由研究者根据研究需要，人为地设计出某种模拟真实社会情境的实验场所，间接地探求人们在特定情境下心理活动发生及变化规律的一种研究方法。如研究者曾设计了一个模拟监狱实验，来了解人及环境因素对个体的影响程度。模拟情境虽是人为设计的，但对被试者而言，只要他们未察觉自己置身于人为情境，所产生的心理反应实际上也与实地实验相近，基本是真实可信的。因此，模拟实验情境应尽可能地做到逼真，不被被试者所识破，以求得最接近真实可靠的结果。

四、个案法

（一）概念

个案研究法是心理学领域以个人或个人组成的团体为研究对象的一种方法，它是借鉴病案记录的模式逐步发展而来的，可以同时使用观察、访谈、测验和实验等多种研究手段。个案法对于某些特殊案例的深入、详尽、全面的研究，揭示某些有实质意义的心理发展及行为改变问题有重要的意义。

（二）主要方式

1.研究全程

一般由有经验的研究者实施，依据受试者的历史记录、晤谈资料、测验或实验所得到的观察结果，构成系统的个人传记。这种深入的、发展的描述性研究，适用于心理问题的干预、心身疾病研究分析等。

2.研究早期

个案法也可用于某些研究的早期探索阶段，详细的个案研究资料可为进一步开展大规模研究提供依据。

（三）个案法的优缺点

1.个案法的优点

由于研究对象少，便于全面、系统、深入地研究，研究者通过研究一个个案例，从中推出有关现象的一般性原则。另外，临床研究中，对典型案例的个案研究意义重大。

2.个案法的缺点

个案研究缺乏代表性，在推论总体上要特别慎重。个案研究是非控制性观察，获得的资料相对较粗，多属于描述性研究。另外，个案研究中主观偏见也会降低研究的效度。

第三节 主要相关心理学理论

一、精神分析理论

（一）精神分析理论的主要内容

精神分析理论又称心理动力理论，19世纪末由奥地利精神科医生弗洛伊德提出。精神分析理论是现代心理学的奠基石。精神分析理论的主要内容包括：潜意识理论、人格学说、性心理学说、释梦学说、心理防御机制理论等。

1.潜意识理论

潜意识理论是精神分析理论的基石，它把人的精神活动分为潜意识、前意识和意识三个意识层次。

（1）潜意识：又称无意识，是指个体无法直接感知到的那一部分心理活动，主要包括不被外部现实、道德理智所接受的各种本能冲动、需求和欲望，或明显导致精神痛苦的过去事件。这些不愿被接受的心理活动或事件如若保存在意识中，个体很难承受，于是通过压抑过程被排挤到潜意识中。潜意识虽然不被意识所知觉，但是，它是整个心理活动中最具动力性的部分，它是人类心理活动的原动力所在。正常人的大部分心理活动是在潜意识中进行的，大部分日常行为是受潜意识驱动的。弗洛伊德认为，如果把人的心理比作一座冰山，那么意识只是冰山露出海面的一小部分，大部分心理活动或过程则是潜意识的。

（2）前意识：是介于意识与潜意识之间，主要包括目前未被注意到或不在意识之中，但通过自己集中注意或经过他人的提醒又能被带到意识区域的心理活动和过程。前意识的作用就是保持对欲望的需求和控制，使其尽可能按照外界现实要求和个人道德来调节，是意识和潜意识之间的缓冲。

（3）意识：是人能知觉的到的部分，与语言（即符号系统）有关，是心理活动中与现实联系的那部分，能被自我意识所知觉。它是人们当前能够注意到的心理活动，如感知觉、情绪、意志、思维等。意识活动是遵循现实原则来行事的，只有合乎社会规范和道德标准的各种观念才能进入意识，意识保持个体对环境和自我状态的感知，对人的适应有重要的作用。

精神分析理论认为，人的各种心理、行为并非完全是由个体的意志决定的，而是由无意识的欲望、冲动等决定的。被压抑到潜意识中的各种欲望或观念，如果不能被允许进入到意识中，就会以各种变相的方式出现，表现为心理、行为或躯体的各种病态。

2.人格结构理论

人格结构由本我、自我和超我三部分构成。

（1）本我：存在于无意识深处，代表人们生物性的本能冲动，它是人格中最原始的部分，包含生存所需的基本欲望、冲动和生命力。它不理会社会道德和外在的行为规范，唯一的要求是获得快乐、避免痛苦。本我具有要求即刻被满足的倾向，遵循着"快乐原则"。它不看条件、不问时机、不计后果地寻求本能欲望的及时满足和紧张的立即释放。

（2）自我：大部分存在于意识中，小部分是无意识的。是现实化的本能，是个体出生后在现实环境中由本我分化、发展而产生的，代表着理性和审慎。自我是人格结构中最为重要的部分，自我的发育及功能决定着个体心理健康的水平。一方面，自我的动力来自本我，是本我的各种本能、冲动和欲望得以实现的承担者；另一方面，它又是在超我的要求下，要顺应外在的现实环境，采取社会所允许的方式指导行为，保护个体安全。自我遵循着"现实原则"配合现实和超我的要求，延迟转移或缓慢释放本我的能量，对本我的欲望给予适当的满足，调节和控制本我的活动。

（3）超我：是道德化了的自我，它是在长期社会生活过程中，将社会规范、道德观念等内化的结果，类似于良心、良知、理性等，大部分属于意识层面，是人格中最具理性的部分。超我的特点是能按照社会法律、规范、伦理、习俗来辨明是非，分清善恶，因而能对个人的动机行为进行监督管制，使人格达到社会要求的完善程度，超我按"至善原则"行事。

精神分析理论认为，人格是在企图满足无意识的本能欲望和努力争取符合社会道德标准两者长期冲突的相互作用中发展和形成的。即"自我"在"本我"和"超我"中间起协调作用，使两者保持平衡。如果"自我"无法调节两者之间的矛盾冲突时，就会产生各种精神障碍和病态行为。

3.性本能和性心理发展理论

弗洛伊德认为人的精神活动能量来源于本能，本能是推动个体行为的内在动力。人类最基本的本能有两类：一类是生本能，另一类是死亡本能或攻击本能。生本能包括性欲本能与个体生存本能，其目的是保持种族繁衍与个体生存。弗洛伊德是泛性论者，在他的眼里，性欲有着广义的含义，是指人们一切追求快乐的欲望；性本能是一切心理活动的内在动力，弗洛伊德把这种动力称作力比多。当这种能量积聚到一定程度就会造成机体紧张，机体就要寻求途径释放能量。正常情况下力比多可以在不同时期以不同的性活动方式发泄，但在失常时会走非正常途径，附着在表面看来与性无关的其他活动上。

弗洛伊德强调个人早期生活经验对人格发展的影响。他认为一个人的人格形成要经过五个阶段。

（1）口腔期（0~1岁）：这一时期原始欲望的满足是通过口腔部位的咀嚼、吸吮、吞咽等活动来获得，婴儿的快乐也多来自口腔的活动。如果这一时期口腔的活动受到限制，成年后行为上可能表现为贪吃、酗酒、吸烟、咬指甲等，甚至有些性格的表现，如自卑、依赖等也被认为是口腔性格的特征。

（2）肛门期（1~3岁）：这一时期原始欲望主要靠排泄和控制大小便时所产生的刺激快感获得满足。但这一时期也正是成人对婴儿进行大小便训练的时期，要求婴儿在找到适当的场所之前必须忍住排泄的欲望，这与婴儿的本能产生了冲突。弗洛伊德认为母亲在训练婴儿大小便时的情绪气氛对其未来人格发展影响重大。过分严格的训练可能会导致其形成顽固、吝啬、冷酷的"肛门"性格；而过于宽松又可能形成浪费的习性。

（3）性器期（3~6岁）：这一时期原始欲望的满足主要集中于性器官的部位，此时，儿童喜欢触摸自己的性器官，这不是心理上的性爱，没有成人的性意识和性交愿望，也没有成人的性生理反应。儿童这个时期已经可以辨别男女性别，并且以父母中的异性作为自己的"性爱"对象。于是男孩以自己父亲为竞争对手而爱恋自己的母亲，这种现象被称为恋母情结。同理，女孩以自己的母亲为竞争对手而爱恋自己的父亲的现象则被称为恋父情结。男孩的欲望指向母亲时总是无意识地与父亲争夺爱，敌视父亲、害怕父亲；女孩也会因对父亲爱恋从而对母亲产生同样的敌视。在正常发展的情况下，恋母情结或恋父情结会通过儿童对同性父母的认同，吸取他们的行为、态度和特质进而发展出相应的性别角色而获得解决。这一时期超我开始发展，是人生发展的重要阶段。

（4）潜伏期（7岁~青春期）：在这个阶段，儿童的兴趣开始转向外部环境，渴求掌握适应环境所需的技能，不再通过躯体某一部位获得快感，这一阶段的儿童性心理比较平静，注意力主要集中在对同伴、朋友和对外界事物的认识上，自由地将能量消耗在为社会所接受的具体活动当中去，如运动、游戏和智力活动等。

（5）生殖期（也称青春期）：一般女孩于11岁开始，男孩于13岁开始，生殖系统逐渐成熟，生理与心理上所显示的特征使两性差异开始变得显著。在这个时期以后，性的需要转向相似年龄的异性，并且有了两性生活的愿望，有了婚姻家庭的意识。至此，性心理的发展已趋于成熟。这一时期的心理能量主要投注在形成友谊、职业生涯准备、示爱及结婚等活动中，以完成生儿育女的终极目标，使成熟的性本能得到满足。

4.释梦和心理防御机制理论

弗洛伊德认为没有一件事是偶然的，梦也不例外。梦绝不是偶然形成的联想，而是欲望的满足。在睡眠时，超我的检查松懈，潜意识中的欲望绕过前意识的抵抗，并以伪装的方式，乘机闯入意识而成梦，可见梦是对清醒时被压抑到潜意识中的欲望的一种委婉表达。梦是通向潜意识的一条秘密通道，通过对梦的分析可以窥见人的内部心理，探究其潜意识中的欲望和冲突，通过释梦可以治疗神经症。

心理防御机制是自我的一种防卫功能。很多时候，当超我与本我之间、本我与现实之间出现矛盾和冲突时，人就会感到痛苦和焦虑。这时自我可以在不知不觉之中，以某种方式调整一下冲突双方的关系，使超我的检查可以接受，同时本我的欲望又可以得到某种形式的满足，从而缓和焦虑、消除痛苦。这就是自我的心理防御机制，它包括压抑、否认、投射、退化、隔离、抵消、转化、合理化、补偿、升华、幽默、反向形成等各种形式。人类在正常和病态情况下都在自觉不自觉地运用心理防御机制，运用得当可减轻痛苦，帮助其渡过心理难关，防止精神崩溃，运用不当就会表现出焦虑、抑郁等病态心理症状。

（二）精神分析理论的意义及局限

精神分析理论是最早的系统地解释人类心理及行为的心理学理论，开辟了潜意识心理学研究的新纪元，开创了人格动力学和变态心理学新领域，促进自我心理学与文化心理学的发展，奠定了新的医学模式基础，它既可以解释正常的心理活动，又可以解释异常的心理现象，对理解人类的精神现象及规律有重要的贡献。精神分析治疗也是20世纪三大心理治疗流派之一，目前仍用于临床治疗。

精神分析理论的消极方面主要表现在它过分夸大了人的自然性而贬低了人的社会性；它的泛性论基本上是非科学的，而它的精神分析理论因把精神提高到了物质之上，故基本上是唯心主义的。后来，由弗洛伊德的一些学生又发展形成了新精神分析理论，表现为不再那么强调人的本能作用，而开始重视人和人之间关系的社会因素。

二、行为主义理论

（一）行为主义理论的主要内容

行为主义理论又称"刺激—反应"理论，是20世纪20年代由美国心理学家华生在前苏联生理学家巴甫洛夫经典条件反射理论的基础上创立的。美国心理学家斯金纳和班杜拉等进一步完善了行为主义理论。与护理心理学相关的行为主义理论主要有：经典条件反射、操作条件反射、社会观察学习理论及内脏操作条件反射。

1.经典条件反射理论

20世纪初，巴甫洛夫在研究消化的生理过程中创立了经典条件反射理论。

（1）经典条件反射：经典条件反射就是指某一中性环境刺激（铃声、气味、语言等）通过反复与非条件刺激（食物）相结合的强化过程，最终成为条件反射，从而引起原本只有非条件刺激才能引起的行为反应。条件反射是在非条件反射的基础上，经过学习而获得的习得性行为，是大脑皮质建立的暂时性神经联系。这种条件反射过程不受个体随意操作和控制，属于反应性的行为。

（2）经典条件反射的重要现象

①强化：是指中性刺激与非条件刺激反复结合的过程。两者结合的次数越多，条件反射的形成就越牢固。一切来自体内外的有效中性刺激都可以成为条件刺激，形成条件反射。

②泛化：指不仅条件刺激本身能够引起条件反射，而且某些与之相近似的刺激也可引起条件反射的效果，其主要机制是大脑皮质内兴奋过程的扩散。

③消退：是指非条件刺激长期不与条件刺激结合，已经建立起来的条件反射消失的现象。

2.操作条件反射理论

操作条件反射理论是桑代克和斯金纳等行为心理学家通过实验建立起来的。

（1）操作条件反射实验：斯金纳自制了"斯金纳箱"，在实验箱内装一个特殊装置，按压一次杠杆就会出现一些食物，然后在箱内放一只处于饥饿状态的老鼠，老鼠在箱内乱窜时，偶尔按压杠杆获得了食物。经过强化，老鼠按压杠杆的次数逐步增加，逐渐"学会"了通过按压杠杆来获取食物，即操作性条件反射形成。按压杠杆是老鼠偶然的自发行为，行为后得到食物，食物又作为奖赏该行为的"强化物"强化了这一行为，斯金纳称之为强化训练。在实验中，行为反应后的结果可以是愉快的，也可以是痛苦的（如将食物换成电击）。刺激可以从无到有逐渐增强，也可以从有到无逐渐减弱。

（2）操作条件反射的类型：根据操作条件反射中个体行为之后的刺激性质以及行为变化规律的不同，将操作条件反射分为以下几种情况：

①正强化：指个体行为的结果导致了积极刺激增加，从而使该行为增强。如用食物奖励，老鼠按压杠杆的行为增加。

②负强化：指个体行为的结果导致了消极刺激减少，从而使该行为增强。负强化也是加强行为再现的概率，促进行为的发生。如老鼠处于轻微电击中，一旦按压杠杆，电击解除，停止电击就是负强化物，它同样能增加动物的压杠反应。

③消退：指行为的结果导致了积极刺激减少，从而使行为反应减弱。例如，学生做

了好事，受到老师表扬和同学的关注（积极刺激），会使这种行为得到加强；但如果大家熟视无睹，就可能会使积极刺激水平下降，导致这种行为逐渐减少。

④惩罚：指行为的结果导致消极刺激增加，从而使行为反应减弱。惩罚是制止某种不当行为。例如，个体出现酗酒行为时，立即给予电击等痛苦的刺激，可使酗酒等不良行为逐渐减少。

（3）操作性条件反射的意义：与经典条件反射的刺激与反应之间的关系不同，操作条件反射重视行为反应结果对行为本身的影响。任何与个人的需要相联系的环境刺激，即各种理化的、生物的、心理的、社会的变化，只要反复出现在某一行为之后，都可能对某种行为产生影响；反过来，人类许多正常或异常的行为反应包括各种习惯或症状，也可以由操作性条件反射机制而形成或改变。这一理论在护理心理学中广泛应用，例如用以解释个体不良行为如吸烟、依赖等行为的形成机制；用以指导各种行为治疗如刺激控制、系统脱敏疗法等。

3.社会观察学习理论

社会观察学习理论是由美国心理学家班杜拉创立。

（1）社会观察学习实验：班杜拉让两组儿童观看殴打玩具娃娃的录像，在实验的第一阶段甲组儿童看的录像片中儿童殴打玩具娃娃受到奖励，而乙组看的录像片中儿童殴打玩具娃娃受到惩罚。看完录像片后，把两组儿童一个个送进一间放着玩具娃娃的小屋里，结果发现，甲组儿童学会打玩具娃娃，而乙组儿童却很少有人去打一下玩具娃娃。在实验的第二阶段，班杜拉鼓励两组儿童学录像片里儿童的样子打玩具娃娃，谁学得像就给谁糖吃。结果两组儿童都争先恐后地使劲儿打玩具娃娃。

（2）社会学习理论要点

①班杜拉把依靠直接经验的学习（传统的学习理论）和依靠间接经验的学习（观察学习）综合起来说明人类的学习。观察学习是社会学习的一种最主要形式，人类的大量行为都是通过观察他人的所作所为以后进行模仿学习而学会的。通过对具体榜样（或示范者）行为活动的观察和模仿，可以使人学会一种新的行为类型。

②观察模仿学习可分为主动和被动两种类型。主动模仿学习是指学习者不仅观看被模仿者的表现，而且参与其中，与模型一起学习；被动模仿学习是指只看被模仿的行为表现但不直接参与活动。班杜拉认为，如果给那些有行为问题的人提供模仿学习的机会，就有可能改变他们的不良行为，建立健康的行为。

③观察学习强化非常重要，除了直接强化外，班杜拉还提出了另外两种强化：替代性强化和自我强化，其中替代性强化是影响学习的一个重要因素。替代性强化指观察者因看到榜样受强化而得到间接的强化；自我强化依赖于社会向个体传递某一行为标准，当个体的行为表现符合甚至超过这一标准时，就对自己的行为进行自我奖励。班杜拉指出，观

察学习也可以在既没有模型也没有奖励的情况下发生，个体仅靠观察其他人的行为反应就可以达到学习的目的。

4.内脏操作条件反射

1967年米勒进行了内脏学习实验，证实了内脏反应也可以通过操作性学习加以改变。

（1）内脏学习实验：米勒用食物强化的方式，对动物的某一种内脏反应行为进行研究，例如，心率下降，进行奖励。经过这种选择性的定向训练之后，动物逐渐学会了"操作"这种内脏行为，使心率下降。采用实验方法，米勒还分别使动物学会了在一定程度内"操作"心率增加、血压升高或下降、肠道蠕动增强或减弱等反应。

（2）内脏操作条件反射意义：虽然米勒的内脏学习实验还有待深入研究，但内脏操作条件反射理论对于护理心理学工作具有一定的意义。根据这一理论，人类的各种内脏活动，似乎可以通过内脏学习过程获得意识的控制；某些心身疾病症状的产生，如心跳加快、肠蠕动增加、哮喘等可能与个体的意识性条件操作有关；生物反馈、气功治病等的原理可能与内脏学习有关。

（二）行为主义理论的意义及局限

行为主义理论的贡献在于，从理论上提出，除少数天生具有的本能行为（非条件反射）外，人类的绝大多数行为都是通过经典条件反射、操作条件反射、内脏操作条件反射和社会观察学习四种机制习得的。行为学习理论涉及范围很广，以各种学习理论为依据的行为治疗方法已成为目前国内外许多心理治疗者使用的重要方法。

行为主义的局限性表现在：为使心理学符合科学的标准，行为主义者刻意将之限定为外显行为，将传统心理学中一切有关"心"的成分完全排除，致使心理学内涵变窄。此外，行为主义者否定认知，因而不能正确解释人类的行为。

三、人本主义理论

（一）人本主义主要内容

人本主义理论于20世纪50至60年代兴起于美国，是美国心理学主要理论流派之一，创始人是美国心理学家马斯洛和罗杰斯。人本主义主要理论有马斯洛的需要层次理论和罗杰斯的自我理论。

1.马斯洛的需要层次理论

该理论认为，需要是分层次的，由低到高依次是生理需要、安全需要、社交需要、尊重需要和自我实现需要；需要能够影响行为，但只有未满足的需要能够影响行为，满足了的需要不能成为激励工具；当人的某一级需要得到最低限度满足后，才会追求高一级的需要，如此逐级上升，成为推动继续努力的内在动力。

2.罗杰斯的自我理论

罗杰斯认为，刚出生的婴儿并没有自我的概念，随着与他人、环境的相互作用，开始慢慢地把"我"与"非我"区分开来。当最初的自我概念形成之后，人的自我实现开始激活。在自我实现这一动力的驱动下，儿童在环境中进行各种尝试活动并产生出大量经验。通过机体自动评估过程，有些经验会使其感到满足、愉快，有些则相反。满足、愉快的经验会使儿童寻求保持、再现，不满足、不愉快的经验会促使儿童回避。

在儿童寻求的积极经验中，有一种是受到他人关怀而产生的体验，还有一种是受到他人尊重而产生的体验，但这些完全取决于他人。因为他人（包括父母）是根据儿童的行为是否符合其价值标准而决定是否给予尊重，所以他人的关怀与尊重是有条件的，这些条件体现着父母和社会的价值观，罗杰斯称这种条件为价值条件。儿童不断通过自己的行为体验到这些价值条件，会不自觉地将这些本属于父母或他人的价值观念内化，变成自我结构的一部分。渐渐地，儿童被迫放弃按自身机体评估过程去评价经验，转而使用内化了的社会价值规范去评价经验。这样儿童的自我和经验之间就发生了异化，当经验与自我之间存在冲突时，个体就会预感到自我受到威胁，因而产生焦虑。预感到经验与自我不一致时，个体会运用一定的防御机制（如歪曲、否认、选择性知觉）来对经验进行加工，使之在意识水平上达到与自我相一致。如果防御成功，个体就不会出现适应障碍，若防御失败，就会出现心理适应障碍。

罗杰斯的以人为中心的治疗目标是为来访者提供"无条件积极关注"的环境，将原本内化而成的自我部分去除，找回属于他自己的思想情感和行为模式。用罗杰斯的话说是"变回自己""从面具后面走出来"，只有这样的人才能充分发挥个人的潜力和功能。

（二）人本主义理论的意义与局限

人本主义理论既不赞成精神分析学派把人看成是本能的牺牲品，认为人的行为是非理性过程所决定的，道德与善行是非自然的悲观看法；同时，它也反对行为主义把人视为"巨大的白鼠"，排斥道德、伦理和价值观念的机器人心理学。人本主义理论的贡献在于重视人的需要和自我实现，强调人的本性是善的，本质是向上的，强调研究正常人的心理。人本主义心理疗法强调咨询关系的建立及重要性；相信人有充分的潜力并自我实现；发展了来访者叙述的技巧；用来访者代替患者，增强了对来访者的尊重。

人本主义的局限表现为：未摆脱自然主义人性论的羁绊，不是从宏观的社会物质生产关系中去研究人的本性，而是从封闭的主体内在世界中去寻找人性的根源；渗透个人本位主义精神，过分强调个人在自我实现中的作用，忽视社会发展、社会实现对个人自我实现的决定性意义；过分强调经验（主观）范式的重要性，缺乏有力的实验分析与佐证，难以涵盖现代心理学的全部内容。

四、认知理论

（一）认知理论的主要内容

认知理论是20世纪50年代在美国兴起的一种心理学理论。它不是由一个心理学家所独创，而是由许多心理学家共同努力发展起来的理论，其中美国临床心理学家埃利斯和美国精神病学家贝克的理论在心理治疗领域较具代表性。认知理论的出发点在于确认思想和信念是情绪状态和行为表现的原因，并把纠正和改变不良认知作为理论研究和实践工作的重点。

1.埃利斯的ABC理论

A是指诱发性事件即引起情绪变化的事情；B是指个体在遇到诱发事件之后，相应而生的信念，即他对这一事件的看法、解释和评价；C是指在特定情景下，个体的情绪及行为的结果。通常认为，激发事件A直接引起反应C，事实上并非如此，在A与C之间有B的中介作用。A对于个体的意义或是否引起C反应受到B的影响，即受到人们的认知态度和信念的影响。人天生具有歪曲现实的倾向，所以造成问题的不是事件，而是人们对事件的判断和解释。但人也能够接受理性，改变自己的不合理思考和自我挫败行为，所以想改变情绪或行为要从改变思考着手。

ABC理论后来又进一步发展，增加了D和E两个部分，D指对非理性信念的干预和抵制；E指干预效果。以辩论为主要手段，运用D来影响B，使认知偏差得到纠正，对异常行为的转归起着重要的作用。埃利斯的合理情绪疗法就是促使患者认识自己不合理的信念以及这些信念的不良情绪后果，通过修正这种潜在的非理性信念，最终做出理性的选择。

2.贝克的情绪障碍认知理论

贝克认为各种生活事件导致情绪和行为反应时要经过个体的认知中介。情绪和行为不是由事件直接引起的，而是经由个体接受、评价、赋予事件以意义才产生的。贝克认为，情绪障碍者有独特的认知模式，并开辟了认知行为理论和相应的认知行为疗法。贝克的认知疗法接受了认知是情绪和行为反应的中介的观点，认为情绪和行为不是由事件直接引起的，而是与适应不良的认知有关。贝克提出了情绪障碍的认知模型，该模型包含两个层次，即浅层的负性自动想法和深层的功能失调性假设或图式。贝克还归纳了认知过程中常见的认知歪曲的五种形式，即任意推断、选择性概括、过度引申、夸大或缩小和"全或无"思维。贝克在情绪障碍认知模型的基础上，进一步发展出一套认知疗法技术，旨在改变患者的认知，获得了成功。

（二）认知理论的意义和局限

认知理论为有关人类情绪和行为问题的产生提供了理论解释，对于指导个体心理发展和保持心理健康具有积极意义。在此基础上形成的多种认知疗法以及结合行为治疗的认知行为治疗模式，更是现代心理干预重要的方法之一。但认知理论忽视了人的心理活动的社会制约性及对生理机制的研究，同时难以摆脱无个性化与理性主义的理论架构。

参考文献

[1] 杨海新，郝伟伟，赵素婷.神经内科实用护理[M].北京：军事医学科学出版社，2015.

[2] 丁淑贞，丁全峰.神经内科临床护理[M].北京：中国协和医科大学出版社，2016.

[3] 黄叶莉.神经疾病临床护理[M].北京：人民军医出版社，2014.

[4] 黄叶莉，刘岩，钱阳明.神经系统疾病护理指南[M].北京：人民军医出版社，2015.

[5] 沈梅芬，徐岚.神经系统疾病护理实践手册[M].北京：清华大学出版社，2015.

[6] 常红，杨莘.神经科常见症状与体征护理[M].北京：中国人口出版社，2015.

[7] 杨莘.神经科护理必备[M].北京：北京大学医学出版社，2011.

[8] 姜瑞春.神经系统疾病的诊疗与护理[M].青岛：中国海洋大学出版社，2010.

[9] 逯传凤，孙延文，顾爱霞.神经科临床护理与实践[M].北京：军事医学科学出版社，2010.

[10] 庄强，张华翔，肖龙海.神经系统疾病临床诊治与护理[M].北京：军事医学科学出版社，2009.

[11] 芦良花，张红梅，臧舒婷.实用急诊急救护理手册[M].郑州：河南科学技术出版社，2017.

[12] 唐前.内科护理[M].重庆：重庆大学出版社，2016.

[13] 王美芝，孙永叶.内科护理[M].济南：山东人民出版社，2016.

[14] 张晓念，肖云武主编.内科护理[M].上海：第二军医大学出版社，2015.

[15] 董燕斐，张晓萍.内科护理[M].北京：人民军医出版社，2015.

[16] 樊任珠.内科护理[M].北京：中国中医药出版社，2013.

[17] 刘杰.内科护理[M].郑州：河南科学技术出版社，2012.

[18] 龚家炳.内科护理[M].上海：复旦大学出版社，2011.

[19] 唐忠善，谷志彬，耶闾.临床心电图精要[M].西安：西安交通大学出版社，2017.

[20] John R.Hampton著；李世敬，郭继鸿主编.轻松解读心电图 第4版[M].北京：北京大学医学出版社，2018.

[21] 刘凡.动态心电图手册[M].武汉：华中科技大学出版社，2016.

[22] 苏拉维茨（Borys Surawicz）著；尼兰斯（Timothy K·Knilans）著；郭继鸿译；洪江译.周氏实用心电图学 第6版[M].北京：北京大学医学出版社，2014.

[23] 杜卫国. 实用心电图鉴别诊断学[M]. 郑州：郑州大学出版社, 2017.

[24] 王志坚，张玉存，支江平. 简明心电图教程[M]. 北京：人民军医出版社, 2015.

[25] 陈清启. 心电图学 上 第2版[M]. 济南：山东科学技术出版社, 2012.

[26] 陈清启. 心电图学 下 第2版[M]. 济南：山东科学技术出版社, 2012.

[27] 戴万亨. 简明心电图教程[M]. 北京：中国中医药出版社, 2014.